人体 神秘の巨大ネットワーク

臓器たちは語り合う

丸山優二 Maruyama Yuji
NHKスペシャル「人体」取材班

NHK出版新書
587

はじめに

ＮＨＫスペシャル大型シリーズ「人体　神秘の巨大ネットワーク」は、司会にご存じタモリさんと、ノーベル賞科学者の山中伸弥《やまなかしんや》さんという豪華なお二人をお迎えし、最新科学で解き明かされた人体の神秘をお伝えすることに挑みました。おかげさまで、番組は大変好評となり、多くの方々から反響をいただくことができました。

このシリーズのコンセプトは、「体の中には巨大な情報ネットワークがある」というものです。これを別の言葉で言うと、「臓器同士、細胞同士は互いに語り合っている」となります。いきなり聞くと少し面食らうような話ですが、８本のシリーズをご覧いただいた方々には、もうおなじみとなっていることでしょう。

これまで人体は「脳」が全身を支配し、その他の臓器はそれに従っている、というイメージがありました。しかしいまでは、臓器同士は脳を介さず連携し、そのネットワークが人体を機能させている、という考え方に大きくシフトしています。

「臓器たちは語り合う」と題した本書は、シリーズでお伝えした内容をおさらいしつつ、さらに掘り下げていくものです。番組を見ていない方には、シリーズの概要をつかんでもらえますし、番組を見た方には、より詳しく、深く理解しながら、新たな発見を楽しんでもらえると思います。

「人体」はどのようにして成り立っているのか――。それは、人類がはるか昔から挑んできた謎です。究極の知的好奇心の対象であると同時に、病の克服という切実な課題と背中合わせになっています。今回のシリーズで、私たちはその両面に取り組むことにしました。そこで、純粋な科学の基礎研究から、最先端の医療現場まで幅広く取材して、その成果を伝えていきました。このシリーズは、決して病気の治療法を紹介する番組でもなければ、健康番組でもありません。しかし、「人体」について知る過程で、視聴者の健康長寿に役立つ情報も併せて伝えられたらと考えて制作していました。

本書の目指すところも同じです。最新科学の知見を伝えるだけでなく、健康に役立つ身近な話題や、私たちが病気と向き合うときに必要となる考え方を、お伝えしていきたいと思います。

番組にも他の関連書籍にも出していない情報を、ぎゅっと詰め込んでいます。特に、中盤から後半では、人体のネットワークの本質に迫り、「病気とは何か？」といった内容にも踏み込んでいきます。8本シリーズの大型番組を、1冊の書籍で俯瞰《ふかん》するからこそたどり着ける到達点に、読者の皆さんをお連れすること、それが本書の特徴であり目標です。

本書は、10の章に分かれています。番組各回のテーマは、「プロローグ」「腎臓」「脂肪・筋肉」「骨」「腸」「脳」「生命誕生」「健康長寿」というラインナップになっていました。この流れをそのまま受け継ぎつつ、1章ずつ進んでいきますが、「腸」と「脳」の間に新たに二つの章を設け、人体というネットワークに対する理解を深めています。そのことによって、最後の三つの章がより深く味わえるようになっているはずです。

とかく難しくなりがちな科学の話ですが、なるべくやさしく、わかりやすい説明を心がけました。ところどころ、「補足」と書いてある部分は、飛ばして読んでいただいてかまいません。これらの場所は、読まなくても後にはまったく影響しないようにできています。

さて、前おきはこれぐらいにしましょう。それでは、多くの科学者の努力によって明らかにされてきた、まったく新しい「人体観」を、たっぷりとお楽しみください。

NHK 科学・環境番組部 ディレクター　丸山優二

人体　神秘の巨大ネットワーク　臓器たちは語り合う　目次

第1章

人体は神秘の巨大ネットワークである

「人体とは何か？」と聞かれたら、皆さんはどう答えるでしょうか？　人体とは、あなた自身であり、あなたの大切な人であり、最も身近な存在のはずですが、いざ言葉にしようとすると難しいものです。「頭があって、胴体があって、手足があって……」と説明を始めても、いま一つ、答えになっていない気がするのではないでしょうか。

この問いに最新の科学が導き出した答えこそ、**「人体は巨大なネットワークである」という事実**です。そして、このまったく新しい人体観が、医学界に壮大なパラダイムシフトを起こしている——これが、番組の伝えたことであり、本書でこれから詳しく語る内容です。

いま、新聞やテレビでは毎日のように、この新たな人体観に基づく研究成果や治療法が取り上げられています。ただ、**一つひとつの研究は、パラダイムシフトの一歩一歩に過ぎないため、大きな時代の潮流の中で、どんな意味を持っているのか語られることは、めったにありません。**それどころか、研究に携わっている医師や科学者本人でさえ、自分自身が果たしている役割に気づいていないこともあります。

たとえるなら、日々報じられる最新研究は、パズルのピースのようなもの。それらが集まって描き出している巨大なモザイク画が、「ネットワークとしての人体」という新たな人体観なのです。その全体像を、本書では追いかけていきます。

シリーズの幕開けとなった番組「プロローグ　神秘の巨大ネットワーク」で取り上げた

話題の中にも、たくさんの最新情報がありました。世界初の「がん転移を予防する薬」の臨床試験や、アメリカで研究が進む、新薬開発を飛躍的に加速する技術、そして、血液1滴で13種類ものがんを早期発見してしまう新検査法――。これらはすべてパラダイムシフトの一部ですが、モザイク画が距離をとって俯瞰しないとわからないのと同様に、個別の研究を知っただけでは、全体像は見えてきません。

しかも、このモザイク画はまだ完成しておらず、次々と新たなピースが発見され、はめ込まれている最中です。でも、それぞれのピースが私たちの生活に大きな影響を与えています。新しい薬や治療法の開発によって、これまで治せなかった病気が治せるようになってきました。

「人体とは何か?」を知ることとは、単なる科学研究の話ではありません。実際にこの世界に生きる人のために役立ち、人生を変える大きな力となっています。

いま医学界で起きているパラダイムシフトとは、どのようなものなのか? それを知るためには、ピースを一つずつ見ていきつつ、全体像の中でどんな位置付けにあるのかを知る必要があります。紹介する個別のエピソードの面白さと、大きな時代の潮流の中での意義の発見、その両方を楽しんでいただければと思います。

人体には「メッセージ物質」があふれている

今回のシリーズの最大の特徴とも言えるのが、「メッセージ物質」という切り口で人体を見直したことです。プロローグを含め、全8集の番組すべてに、さまざまなメッセージ物質が登場しました。

メッセージ物質は、体内のネットワークの中で、臓器から臓器へ、細胞から細胞へと情報を伝えている物質です。これは、インターネットにたとえるなら「電子メール」や「ツイート」に相当します。

ちなみに、「メッセージ物質」は、一般的な科学用語ではなく、番組で名付けました。では、科学用語では何と呼ぶかというと、ぴったりあてはまる言葉がまだないのが現状です。個別にさまざまな呼び名が付けられているものを、まとめてメッセージ物質と呼んでいます（その理由は、第10章のはじめで、詳しく説明しています）。

重要なのは、**メッセージ物質を追いかけていくことで、私たちは人体についての理解を深め、健康長寿の秘訣《ひけつ》も手に入れることができる**ということです。

この数十年間、科学の進歩によって数千種類にもおよぶメッセージ物質が見つかり、いまも発見は続いています。

私たちの体は、メッセージ物質であふれている――。この気づきこそが、ネットワーク

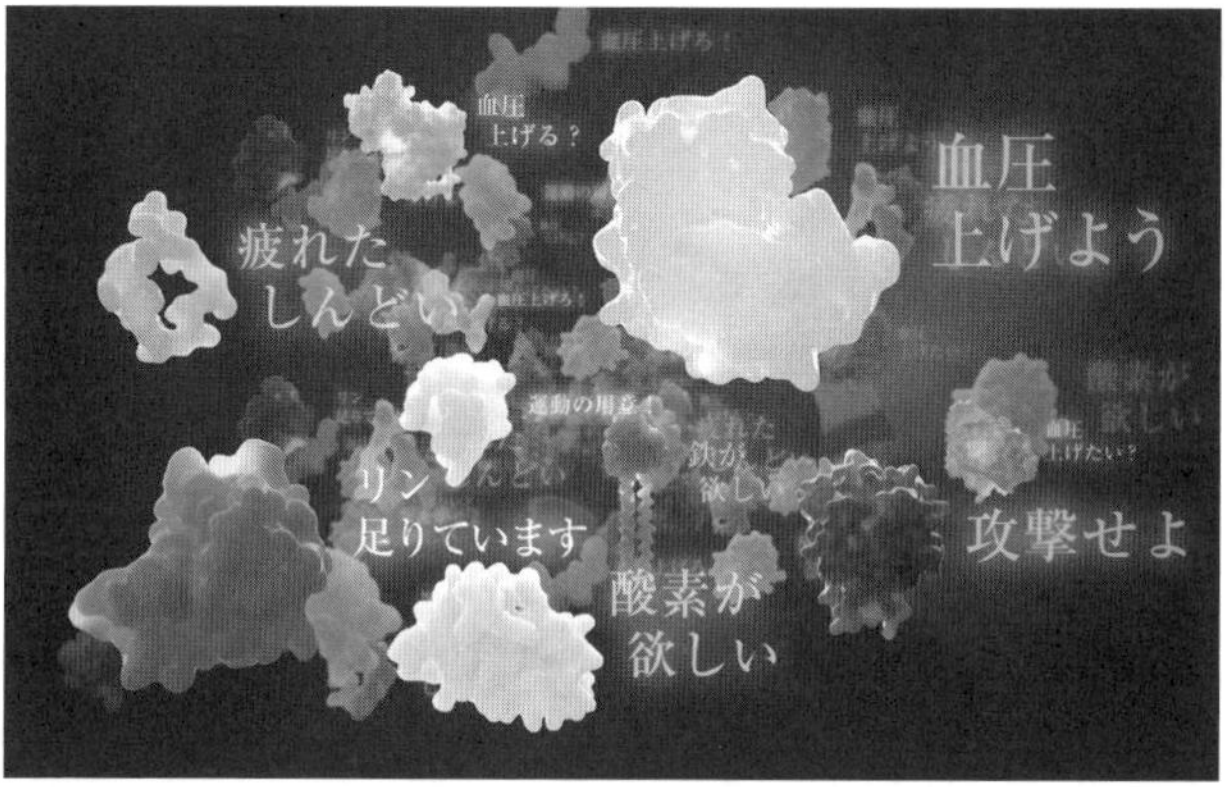

体内を飛び交うメッセージ物質（イメージ）

という新たな人体観へのパラダイムシフトを生み出した原動力となっています。

元祖メッセージ物質「ホルモン」

メッセージ物質を知るために、いちばんわかりやすい入り口となるのが、「ホルモン」です。ホルモンという言葉は、誰もが聞いたことがあると思います。「うんうん、おいしいよね？」という人は、焼き肉屋さんで出てくるホルモンを思い浮かべていますが、そちらではなく、私たちの体の中で働く「ホルモン」のことです。

「成長ホルモン」「女性ホルモン」「男性ホルモン」などは一般にもなじみがありますし、少し詳しい人なら「甲状腺ホルモン」「副腎《ふくじん》皮質《ひしつ》ホルモン」なども聞いたことがあるでしょう。

実は、番組でメッセージ物質と呼んだもののうち、最も代表的で、古くから知られていたものが「ホルモン」なのです。

ホルモンは、臓器から臓器へ、体の遠く離れた場所へ指令を出す手段として働いています。いわば元祖メッセージ物質とも呼ぶべきものです。

こうしたホルモンは、「体内の特別な場所だけが出す」ものだと考えられていました……。「いました」と過去形で書きましたが、現在もそう考えられています。成長ホルモンを出す脳の「下垂体《かすいたい》」、性ホルモンを出す「性腺」、そして「甲状腺」や「副腎」なども、すべて特別な「分泌器官」です。では、なぜ過去形を使ったのか？

実は、そうした従来の枠には収まらないものがどんどん発見されてきたのです。ホルモンとそっくりな性質を持ちながら、「特別な分泌器官ではない場所」から出てくるものが見つかってきました。いまや、**体中のあらゆる場所がホルモンのような物質を出していることがわかった**のです。

これは単に、ホルモンの種類が増えたというレベルの話ではありません。人体観に関わる大きな変化が起きています。先ほど挙げたような、古典的なホルモンしか知られていなかった時代には、人体の成り立ちは、特定の分泌器官が一方的に「指令」を送るタテ社会だと考えられていました。しかし、現在では、体中からメッセージ物質が出ている、臓器や細胞同士が密接にヨコのつながりを持って、互いに語り合っている世界だという認識に変わってきたのです。

ホルモンは「タテ社会」の仕組み

全身の臓器が語り合っているという考え方は、従来の「脳が支配する人体観」からの脱却につながる、大きな意味を持っています。その背景に、ホルモンが持つ面白い仕組みがあるので、ここで少しだけ掘り下げておきましょう。

まず、脳が人体を支配しているというイメージは、どこから来たのか？　一つには、神経系の存在があります。人間は全身に張り巡らされた感覚神経で情報を脳に集め、運動神経で脳から指令を伝えて、体を動かしています。まさに、脳が全身を支配している構図です。

そしてもう一つ、ホルモンの仕組みも、脳を中心とする人体観の大きな柱となっていました。実は、先ほど登場した「ホルモンの分泌器官」は、脳の指令を伝える役目を担っているのです。

脳の中心付近にある「視床下部《ししょうかぶ》」という部分は、いわばホルモンの〝大元締め〟とも言える重要な部分です。

視床下部は、いくつものホルモンを出しています。その一つが「性腺刺激ホルモン放出ホルモン」です。**一つのホルモンの名前に「ホルモン」が二つ入っているとは、なんとも奇**

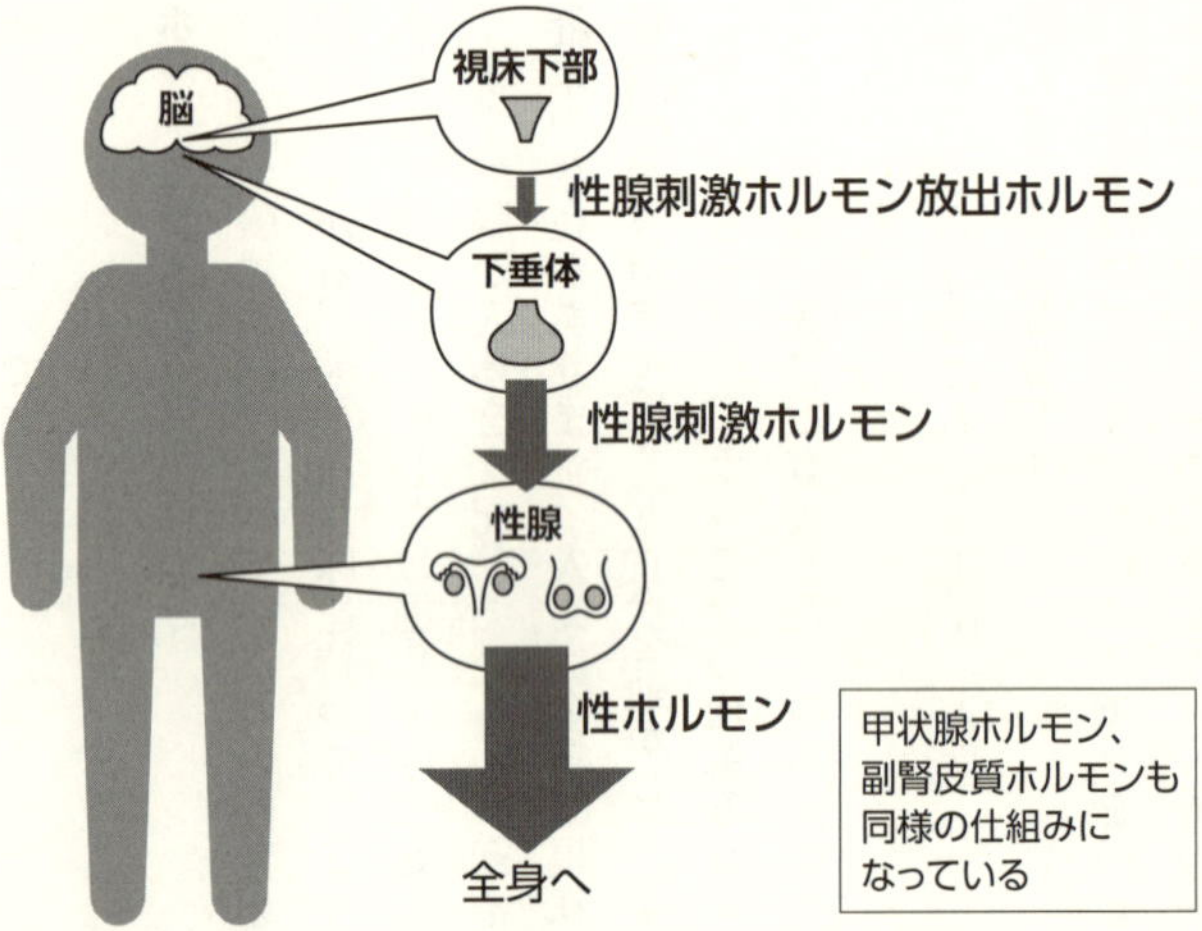

「脳が全身を支配する」と思わせたホルモンの仕組み

妙だと思いませんか？

その理由は、働きを知れば納得できます。視床下部が出したこのホルモンは、同じく脳の中にある下垂体が受け取ります。すると、下垂体は「性腺刺激ホルモン」を放出します。つまり、下垂体にホルモンを放出させるホルモンなので、「ホルモン放出ホルモン」だったわけで、筋が通っています。

さて、下垂体が出した「性腺刺激ホルモン」は性腺（卵巣や精巣）に運ばれ、刺激を受けた性腺が今度は女性ホルモンや男性ホルモンを放出します。こうして出された性ホルモンが全身にさまざまな影響をおよぼしていくのです。

このドミノ倒しのような一連の流れ

は、脳の視床下部の指令を増幅して、体中へ伝えるものと考えられています。視床下部は最初にほんの少しのホルモンを出すだけですが、いわば「部下たち」が次々とそれを増幅し、全身に指令を通達するわけです。

実は、他のホルモンも同じ仕組みになっています。視床下部が「甲状腺刺激ホルモン放出ホルモン」を出すと、下垂体が「甲状腺刺激ホルモン」を出し、甲状腺が「甲状腺ホルモン」を出します。同様に「副腎皮質刺激ホルモン放出ホルモン」が出て、「副腎皮質刺激ホルモン」が出され、「副腎皮質ホルモン」が出ます。

ホルモンの名前だけがズラズラ並んでいると、一見おそろしく難しい話かと思ってしまいますが、仕組みさえわかってしまえば、結局、「脳からの指令を全身に伝える」という、シンプル極まりない流れであることが、すんなりと理解できるはずです。

こうした「脳が全身を支配する」という人体観から、「全身の臓器が語り合う」というまったく新しい考え方に転換するには、数多くの発見の積み重ねがありました。中でもパラダイムシフトの始まりと言われている記念碑的な発見があります。それは、ある日本人科学者の手によるものでした。

それではいよいよ、新たな人体観の世界へ入っていきましょう。

時代のさきがけとなった「伝説の科学者」

大阪府の北部にある国立循環器病研究センターは、心臓病と脳卒中を中心に予防・治療・研究に取り組む世界有数の施設です。敷地の一角を占める研究所に、その科学者を訪ねました。

通されたのは広々とした部屋、大きなテーブルとソファが置かれています。ほどなくして取材当時、研究所長だった寒川賢治《かんがわけんじ》さんが現れました。ごあいさつを済ませてから、ふと「いいお部屋ですね」と言ってみました。

取材で訪れる科学者の部屋は大抵狭くて、書類や実験器具であふれていることもしばしばです。こんなにきれいな部屋に通されることは、めったにありません。すると、寒川さんはすぐに、「ここだけ、ですわ。隣の部屋は、もう……」とニヤリ。

きれいなのは応接室だけで、隣にある所長室は資料が山積みだと言います。その笑顔に魅力を感じ、「ロケのときにもぜひ笑顔を撮ろう」と心に決めました。大のサッカーファンで、宝物は元フランス代表・ジダンの直筆サイン。ガンバ大阪のサポーターでもある寒川さんは、このとき68歳。所長という立場ながら、まだまだ研究への情熱に燃えていました。

寒川さんこそが「人体はネットワークである」というパラダイムシフトのきっかけとなる、重要な発見をした人です。そして、その発見とは、**「ANP」と名付けられた、「心臓**

が出すメッセージ物質」を特定したことでした。

ＡＮＰは、歴史的な発見であるだけでなく、メッセージ物質とは何かを理解するために、非常に良い代表選手となってくれます。研究の歴史をたどっていくと、メッセージ物質に関する重要なことのほとんどがわかってしまうのです。そして、ＡＮＰを活用した「がん転移の予防」という驚きの最新研究も出てきます。詳しく見ていきたいと思います。

心臓がホルモンを出していた！――ＡＮＰの発見物語

話の始まりは１９８０年代までさかのぼります。このころ、寒川さんは脳内に存在する「ペプチド」と呼ばれる種類の物質を精製し、その分子構造を割り出す研究をしていました。

ペプチドは、体内でホルモンとして働くものが多く、ホルモン発見の第一歩となる重要な研究です。脳内にごくわずかしか存在しない物質を探し出すため、職人技とも言える精《せい》緻《ち》な作業と、長い年月をかける根気を必要としますが、高い技術力を持っていた寒川さんは、いくつもの新しいペプチドを発見していました。

しかし、せっかくペプチドを見つけても、それがどんな働きを持っているのかは、なかなかわかりませんでした。寒川さんが、いま一つ研究の手応えを感じられずにいた、ある日。興味深い論文に出合いました。「心臓の細胞がホルモンを出しているのではないか？」

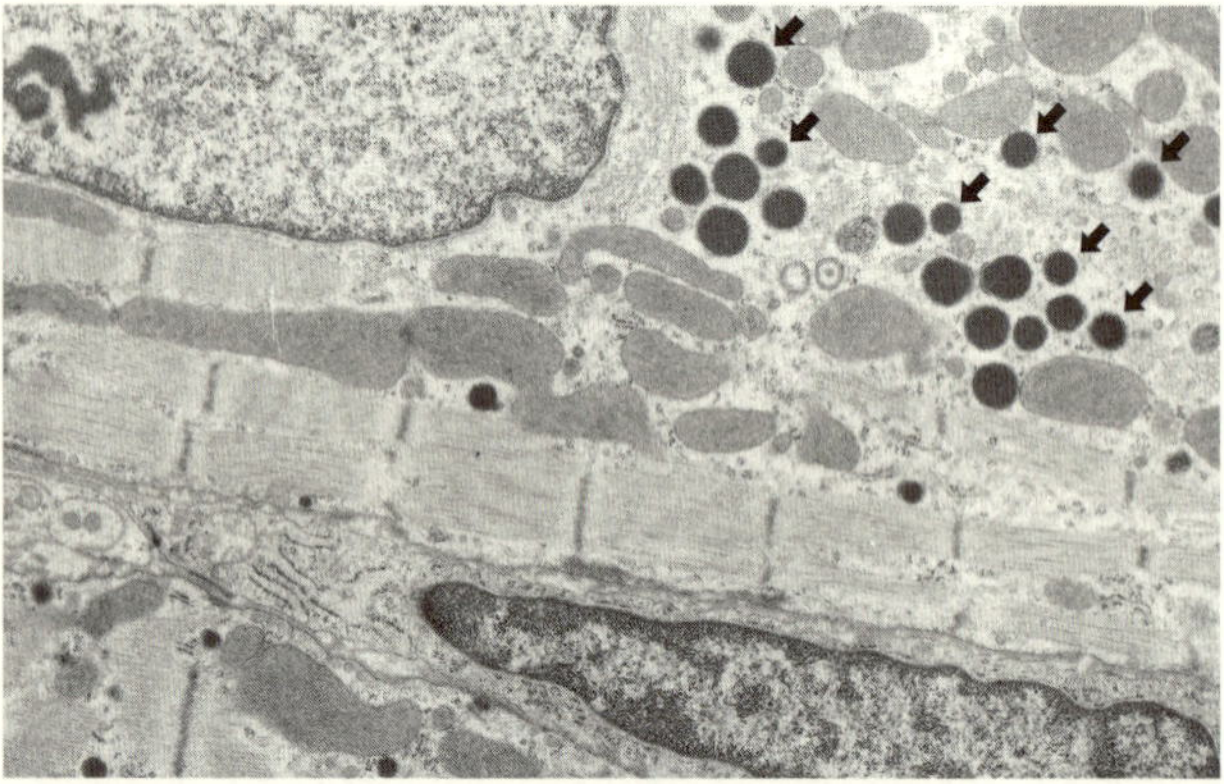

心筋細胞内の小胞（矢印）／画像：渡部 剛博士（旭川医科大学）

というものです。

ホルモンの分泌器官は、細胞の中にホルモンを蓄える「小胞《しょうほう》」と呼ばれる袋のようなものをたくさん持っています。実は、心臓の筋肉の細胞である「心筋細胞」にもこうした小胞が多数あることが電子顕微鏡による観察でわかっていました。しかし、ホルモンの研究者の中でも、本気で取り組もうとする人は少なかったと言います。

当時の雰囲気を、寒川さんはこう語ります。

「ホルモンというのは内分泌組織の、内分泌細胞からしか分泌されないのではないかという、いわゆる常識があったわけですね。本当に心臓の筋肉がホルモンを作って出しているのか？　確かめてみようと思いました」

寒川さん自身も半信半疑で研究を始めてみる

と、わずか1か月ほどで心臓から分泌されるペプチドを精製し、構造決定することに成功してしまいました。これは、ペプチドを特定する期間としては異例の早さです。

どうしてそんなに早くできたのか？　寒川さんは、こう振り返ります。

「心臓に存在するＡＮＰは非常に量が多かったのです。それまでにやってきた、脳内の微量なものを精製することに比べると、極めて簡単に精製ができて、構造決定もできました。あっけない、という感じでしたね」

しかし、寒川さんにとって「あっけなかった」発見は、医学の世界に大きなインパクトを与えるものでした。論文が発表されたのは１９８４年のことです。

ＡＮＰは何を伝えるメッセージ物質なのか？

寒川さんが心臓から発見したＡＮＰ。正式名称を「心房性ナトリウム利尿ペプチド」と言います。その名のとおり、利尿作用を持つホルモンとしての働きがありました。

心臓が出したＡＮＰは、尿を作る臓器である「腎臓」が受け取り、尿の量を増やす効果があるのです。これは、脳を司令塔とするホルモンとはまったく別の系統で、心臓が独自にＡＮＰを出しています。そのため、ＡＮＰは「心臓ホルモン」という別名でも呼ばれるようになりました。

もちろん、この発見だけでは、新たにホルモンっぽい物質がたった一つ見つかっただけですから、まだ人体観が変わるところまではいきません。それでも、「心臓がホルモンを出している」という事実が医学界に与えた衝撃は相当大きなものだったようです。というのも、心臓を中心とする循環器系は「メカニカル（機械的）な臓器」というイメージが強く、ホルモンを出す内分泌組織とはまるで違う存在だと思われていたからです。

ただのポンプだと思っていた心臓がホルモンを出していたのか！　という当時の驚きは、なんとなくわかる気がします。まさにここから、「あらゆる臓器がメッセージを出す」という時代へ急速な展開が始まったと言えるでしょう。

なぜ心臓が利尿ホルモンを出すのか？

それにしても、なぜ心臓が、尿の量を増やすメッセージを出す必要があるのでしょうか？　ピンと来ないという方もいるでしょう。これにはちゃんと理由があります。

体の中を循環する血液の量には変動があり、多すぎるとポンプである心臓には負荷がかかります。そこで心臓は、全身の血液量を減らそうとします。ＡＮＰをメッセージとして発信して腎臓に知らせ、体内の水分を尿として排出してもらうのです。

こうして血液量が減ると、血圧も下がります。すると、心臓は楽になります。つまり、

心臓がＡＮＰを出すのは「疲れたとき」。負荷がかかったときほど心臓はＡＮＰを大量に放出します。心臓と腎臓が連携することで、体を正常な状態に保っているのです。

「心臓を楽にする」というＡＮＰの働きは、薬としても利用できます。寒川さんが特定した分子構造を基に、人工的にＡＮＰを合成する技術が開発され、１９９５年に製品化されました。

「ｈＡＮＰ（ハンプ）」と名付けられた薬は、救急医療の現場などで使われ、日本で最もよく使われる心不全治療薬として知られるようになりました。もともと体内にある物質のため、副作用が少ないことから、循環器を専門とする医師には多くの熱烈な「ファン」がいるといいます。

血管は人体の「情報回線」だった

さて、ＡＮＰの物語はまだまだ続きますが、その前に、ここで一つ確認しておきたいことがあります。臓器たちが語り合う体内のネットワークで「情報回線」にあたるのは何なのかということです。

インターネットならば、世界中をつなぐ光ファイバーケーブルがあり、その中を情報が駆け巡っています。では、体内のネットワークでメッセージ物質を運んでいるのは何か？

それは「血管」であり、中を流れる「血液」です。ANPも、心臓の細胞から放出された後、いったん血液に溶け込み、全身を循環します。そのうちの一部が腎臓に至り、利尿作用をもたらすのです。

人体に張り巡らされた血管網は、総延長およそ10万キロメートル、地球を2周半するほどの長さがあると言われています。**血管には、栄養や酸素を全身に運び、老廃物を回収する「輸送路」の役目がありますが、それと同時に、「情報回線」としての役目も担っていたのです。**

体の中で「情報回線」と言えば、もう一つ神経系があります。脳を中心に、運動神経、感覚神経、自律神経が全身に張り巡らされています。しかし、神経はすべての細胞につながっているわけではありません。

では、血管はというと、こちらも直接すべての細胞につながっているわけではありませんが、血液を通して運ばれるメッセージ物質は、ほぼすべての細胞に行き渡るようになっています。血管に直接、接していなくても、血液成分は組織にしみ出してくるからです。

たとえるならば、**神経系は固定電話回線のようなもの。家や職場につながっていますが、個人にはつながりません。一方の血管は、インターネットです。スマホやパソコンを通して、一人ひとりにつながります。**

固定電話にも良いところがあり、特定の場所に確実につながり、素早い情報伝達が可能です。脳が全身に指令を出したり、全身の臓器が脳に報告をしたりするのに便利な回線です。

これに対して、インターネットは、不特定多数が共有し、平等に情報を伝達することができます。固定電話のような速達性や確実性はありませんが、膨大な情報をやりとりでき、誰もが参加できます。人体のネットワークは、TwitterやFacebookといったSNSに似た特徴を持っています。実は、血管を通したネットワークの仕組みは、知れば知るほどインターネットに近い部分があって、このたとえはこの後も何度も登場してきます。

がんとANP――驚きの発見

さて、ANPの話に戻りましょう。寒川さんの発見以来、ANPに関する数多くの研究が行われ、いまも続けられています。そして、発見者の寒川さんにとっても予想外の展開を遂げつつあります。それこそが、「がんの転移を予防する」というANPの新たな効果の発見です。

その研究を行ったのは、国立循環器病研究センター・ペプチド創薬研究室長(以降、本文中の肩書きは取材当時のもの)の野尻崇《のじりたかし》さんです。ANPの新事実に至るストーリーは、偶然から始まりました。

もともと野尻さんは、循環器を専門とする臨床医でしたが、あるとき、呼吸器疾患を多く扱う病院に移ることになりました。新しい職場で肺がんの手術に参加し始めた野尻さんは、一部の患者にANPを投与するようになります。

肺がん手術でANPが使われることはあまり一般的ではありませんが、長年、心臓を診《み》てきた野尻さんにとってANPはなじみ深い薬でした。手術の際、心臓にかかる負担を少しでも減らせれば、という考えから、肺がん患者にも使ってみたのです。

ところが数年経って、野尻さんは不思議なことに気づきました。ANPを投与した患者では、がんの転移や再発が少ないように感じられたのです。データを整理してみると、手術から2年後の無再発生存率が、ANPを投与しない患者では75パーセントだったのに対し、ANPを投与した場合は91パーセントでした。つまり、**再発せず元気でいられる人の割合が、ANPを使うと大幅にアップしていた**のです。

これは野尻さんにとって、かなり意外なことでした。というのも、ANPを投与したのは、どちらかというと「条件が悪い方」の患者で、だからこそ、ANPで心臓を助けようとしたのです。それなのに、生存率が高いとは！　いったい、なぜこんなことが起きたのか？

野尻さんはこの謎を解くために、臨床医としての仕事を続けるかたわら、基礎研究の手法を学び直し、マウスを使った実験を始めました。すると、驚きのメカニズムがわかってきたのです。

心臓ホルモン「ANP」の新たな働き

実は、心臓から出たANPを受け取っているのは腎臓だけではありません。ANPは血管の細胞でも受け取られており、血管を拡げる働きがあることが、さまざまな研究から知られていました。

「末梢血管拡張作用」と呼ばれるこの働きは、血圧を下げる方向に働くため、利尿作用と同じく、心臓を助ける効果を持っています。つまり、ANPは腎臓に対しては「尿を作れ」、血管に対しては「血管を拡げろ」という指令となるメッセージ物質だと考えられていました。

ところが野尻さんが調べていくと、**もう一つ、まったく別の働きがあることがわかってきました。それは「血管の内側の壁をツルツルな状態に、きれいにする」というものです。**

血管の内側にタイルのように敷き詰められている「血管内皮細胞」は、さまざまな理由で傷つき、ささくれだっているところがあります。そこにANPがやってくると、血管内皮細胞はささくれを速やかに修復することがわかったのです。

この作用も、心臓を助けることにつながると考えられています。ささくれがあると、血液中の血球が引っかかって血流を阻害してしまうため、心臓の負担が増えるからです。実際、野尻さんがマウスの実験で血管にANPの効果が出ないようにすると、血管の内側に

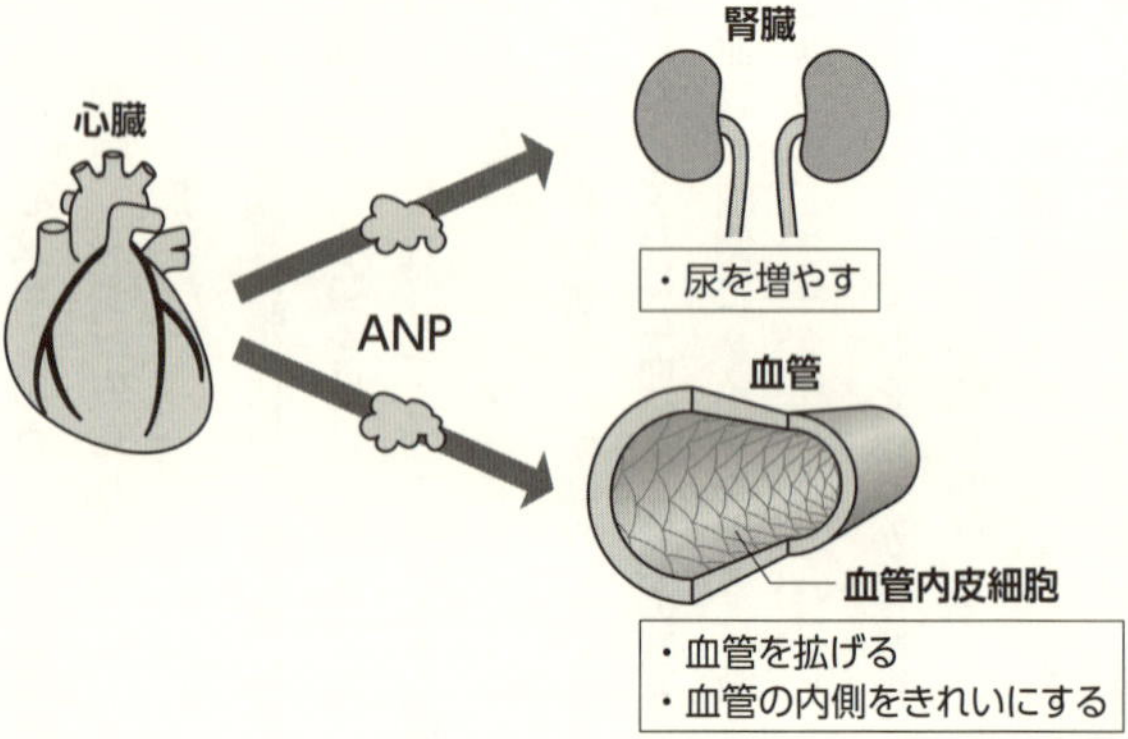

ANPの働き

は非常にたくさんの赤血球がへばりつき、血流を阻害している様子が見られました。

ANPは血管内皮細胞に対して「血管の内側をきれいにしろ」というメッセージとして働き、血管の内側をツルツルにすることで、心臓の負荷を下げていると考えられます。

この仕組みが、野尻さんの発見した「肺がんの転移の抑制効果」にもつながっていました。実は、がん手術の後には、少数ながら、がん細胞が血液中に泳ぎ出し、全身を回っていることが知られています。これらは数日で死滅するため、通常は問題になりません。

しかし、血管に傷んでささくれたところがあると、がん細胞はそこから血管の外へ出て、周囲の組織に侵入、転移を果たします。そこで、手術の前後にANPを投与して血管の内側をきれいにしておくと、がん細胞が血管から出られなくなり、転移を防ぐことになったと考えられるのです。

なぜ血管の内側を「常に」きれいにしておかないのか？

この話を聞くと、疑問に思う読者もいるかもしれません。血管の内側がきれいだと、心臓も助かるし、がん転移も防げる。それならANPを受け取らなくても、血管の内側を常にツルツルきれいにしておけばいいではないか、血管内皮細胞は、さぼっているのか？という疑問です。

その疑問を解くには、血管のささくれについて、もう少し詳しく説明しなければなりません。これは野尻さんがいまも研究している、最先端のテーマでもあります。ひと言で言うなら、「ささくれにも役割がある」ということです。

血管が傷むと表面がささくれる、といっても、ただ壊れているわけではありません。実は**血管内皮細胞は、わざわざフックのようなものを出している**のです。このフックは、血管内をパトロールしている白血球が血管の内壁にとりつくために必要なものです。

体の中でウイルスや病原菌と闘う白血球は、血液の流れに乗って全身を巡っており、緊急事態が起きている場所で血管の壁にとりつき、周囲の組織に出て働いています。

しかし、血管内皮細胞がツルツルのままだと、壁にとりつくことができません。そこでなんらかのダメージを受けた血管内皮細胞は、白血球の助けを呼ぼうと、傷んだ部分で、わざとフックを出しているのです。つまり、がん細胞はこの大切なフックを悪用して、組織に潜り込んでいるとも言えます。

このように、ささくれにも大切な意味がありますから、血管の内側は、いつもツルツルなら良いというものではありません。血管内皮細胞はそのときの状況に合わせて、フックを出したり、引っ込めたりと調節しています。心臓が疲れたときに出すANPを受け取ったときには、いったんフックを引っ込めて血管の内側をツルツルにして、心臓を助けてあげよう、というわけです。

メッセージ物質は「指令」というより「つぶやき」

さて、ここまでを少しまとめましょう。ANPの三つの働きが出てきました。腎臓に作用する場合は「尿を増やせ」、血管に作用する場合は「血管を拡げろ」、「血管の内側をきれいにしろ」というメッセージとして働いています。

この三つの言葉の表現は、従来のホルモン的な考え方に沿って、「指令」として意味付けたものです。しかし、**実際には、メッセージ物質は指令というよりも「つぶやき(ツイート)」**

と考えた方がより現実に近いような気がします。

ですから、番組ではＡＮＰのメッセージを〝心臓のつぶやき〟として「疲れた、しんどい」と表現しました。心臓は誰かに命令しようというよりも、自分の状態をつぶやいているだけ。それが血液に乗って全身に広がっていくと、腎臓や血管がその声に応えて、行動を起こしている。そんなふうに見た方がぴったりくるのです。これは、メッセージ物質全般にあてはまる特徴だと言えます。

そう考える理由の一つに、「受容体」の存在があります。受容体とは、メッセージ物質を受け取るポスト、あるいは、キャッチするための専用アンテナのようなもので、細胞の表面に存在しています。

細胞が、あるメッセージ物質を受け取るためには、そのメッセージ物質を受け取る専用の受容体が必要で、もし細胞が受容体を持っていなければ、メッセージ物質は素通りし、その細胞には何の影響も与えません。受容体は、受け取る側の細胞が、いわばわざわざ作るものです。受け取る側の細胞が、積極的にメッセージを聞こうとしなければ、聞こえてこない仕組みなのです。

これは、インターネットで言えば、Twitterの「フォロー」という仕組みにそっくりです。ある人のつぶやきを知りたいと思ったら、フォローする。これが「受容体を出す」ことにあたります。すると、その人がつぶやくたびに、すぐにキャッチして読むことができます。人体で言えば、腎臓や血管の細胞がANPの受容体を作り、心臓のつぶやきをフォローしているわけです。他の臓器にも、心臓のフォロワー（ANPの受容体を持つ細胞）が存在することがわかっています。腎臓や血管のような熱心なフォロワーもいれば、一応、受け取ってはいるけれど、ほぼスルーしている細胞もいるようです。この状況も、ネットの世界と少し似ているかもしれません。

メッセージ物質のやりとりにはインターネットの世界に非常によく似た仕組みや現象がたくさんあります。「リツイートして拡散する」というシステムがあったり、「炎上」に似た現象も起こったりします。こうした類似が単なる偶然なのか、それとも情報を伝えるネットワークが進化するときに、共通して現れてくる性質なのか——。このあたりはもう少し話が進むと次第に見えてくると思います。

なぜ心臓は、がんになりにくいのか？

さて、ANPの新たな働きを見つけた野尻さんの研究では、もう一つ、非常に興味深い事実がわかりました。心臓に、がんが少ない理由が、どうやらANPと関係しているということです。

さまざまな臓器のがんがありますが、「心臓がん」はめったに聞きません。なぜ心臓はがんになりにくいのか？　野尻さんは、マウスを使った研究で、ＡＮＰの受容体を作る遺伝子を「ノックアウト」しました。

ノックアウトとは、文字どおり「壊す」という意味。この場合、メッセージを受け取るポストの設計図(遺伝子)を壊してしまうので、細胞はＡＮＰを受け取れなくなります。こうすれば、ＡＮＰが出ていても、その効果がなくなるのです。

すると、普通のマウスではほとんど起きない、心臓へのがんの転移が起こるようになりました。つまり、**心臓が出す大量のＡＮＰは、心臓自身にも働きかけており、がんの転移を防いでいた可能性が高い**のです。

野尻さんは、この研究成果をＡＮＰの発見者である寒川さんに報告に行きました。寒川さんは、そのときの気持ちを、こう語りました。

「私自身は三十数年前、ＡＮＰをはじめて心臓から精製したときも、それほど感動するとか、そういう感覚はありませんでした。でも、なぜ心臓にがんができにくいか、そこにＡＮＰが関係していることを野尻君が実験で示して、はっきり見せてくれましたから、このときばかりは非常に感激しましたね」

現在、野尻さんの研究結果を基に、ＡＮＰを肺がんの「転移予防薬」として試す臨床試験が行われています。**転移を予防する薬、という概念自体がこれまでになく、もし成功すれば画期的なものになると期待されています。**

臨床の現場で薬の効果を出すためには、さまざまな困難がありますから、すぐにうまくいくかどうかは、わかりません。しかし、ANPが持つ新たな効果を知り、転移を予防する薬という発想を生んだことは大きな前進であるに違いありません。

1984年にANPの構造決定を報告した論文から始まった研究が、多くの研究者によって引き継がれ、現在、そして、将来へとつながっていく。この物語は科学の発展が、研究者の地道な努力の積み重ねによって、少しずつ進んでいくものであることを改めて感じさせてくれます。

さて、ANPの物語で、臓器同士はどのように語り合っているのか、メッセージ物質とはどんなものかということを、大まかにご理解いただけたのではないかと思います。

次は、「人体はネットワークである」という事実をもう少し深く実感するために、シリーズのトップバッターを飾った腎臓の話を始めることにしましょう。

第2章　腎臓

「腎臓」は、シリーズの司会を務めたタモリさんが番組の冒頭で「ちょっと地味なんじゃないか……」と言ったとおり、一般的にはあまり重要視されていない臓器です。

しかし、腎臓こそ、人体のネットワークの要となる存在です。このことを実感してもらうことが「人体」シリーズ第1集「腎臓」の目的であり、それができるかどうかで、シリーズ全体の成否が決まるとさえ考えていました。

地味な腎臓が、スーパースターへ。その驚きとともに、これまでの人体観が大きく覆るという、シリーズの醍醐味を味わってもらいたいと思ったのです。

放送後、多くの視聴者から「腎臓のすごさがわかった」という反響をもらったことは、本当にうれしいことでした。本書でも、ネットワークの要としての腎臓の魅力について、しっかり語っていきたいと思います。

高地トレーニングは腎臓を鍛えている!?

アメリカ・アリゾナ州の高原地帯にある街、フラッグスタッフは、世界のトップアスリートが高地トレーニングに集まる場所です。標高は2100メートルほど。日本代表の水泳チームも長年、ここを訪れています。

2016年に開催されたリオデジャネイロオリンピック・200メートル平泳ぎの金メ

ダリストである金藤理絵《かねとうりえ》選手と東海大学水泳部の皆さんの合宿に、番組は密着しました。なぜ、腎臓の番組で、高地トレーニングを取材するのか? **実は、高地トレーニングの目的は、「腎臓にメッセージ物質を出してもらうこと」**だからです。

高地トレーニングについてはご存じの方も多いと思いますが、まず基本をおさらいしておきます。人間は、酸素が薄い高地に行くと、体内の酸素が不足するため、運動能力が落ちてしまいます。しかし、数日も経つと体が適応し始め、数週間後には平地と変わらない動きができるようになっていきます。こうして高地に慣れた体で平地に戻ると、いつも以上の能力を発揮できる、というのが、高地トレーニングの仕組みです。

いわゆる「高地順応」と呼ばれる人体の反応で、登山家の準備作業の一つとしても、よく知られています。でも、「いったいなぜ、体は高地に慣れるのか?」と考えたことがある人は少ないのではないでしょうか。それでは体内で何が起きているのか、見ていきましょう。

腎臓が出すメッセージ物質「エポ」の働き

ちなみに先ほど「酸素が薄い」と書きましたが、これは「酸素濃度が低い」という意味ではありません。高地でも空気中の酸素濃度は平地とほぼ変わらず、およそ20パーセント

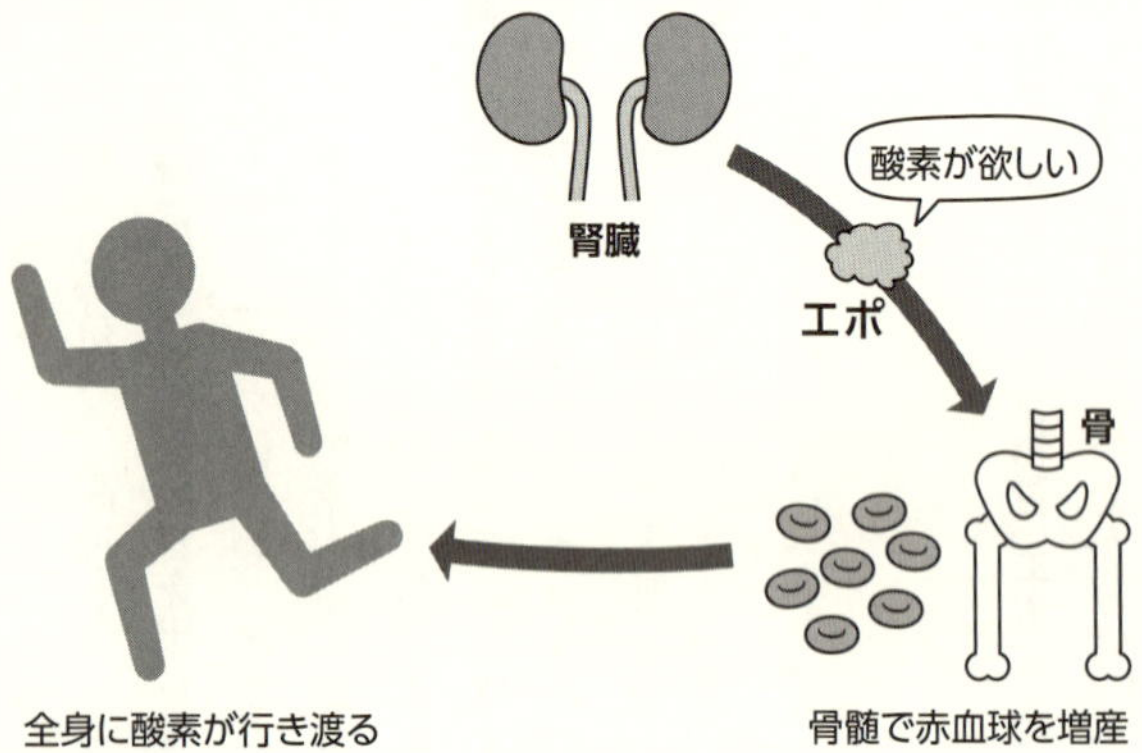

エポの働き

ぐらいです。しかし、空気が全体として希薄なために、酸素も「薄く」なります。専門的には「酸素分圧が低い」と言いますが、要するに濃度ではなく気圧が低いことが問題です。

さて、酸素が薄いと、肺で血液に取り込まれる酸素の量が減ります。すると、血液中の酸素が減ったことを腎臓が検知し、「エポ（EPO）」というメッセージ物質を大量に出します。正式名称は「エリスロポエチン」、日本ではエポという略称がよく使われます。**エポは、いわば「酸素が欲しい」というメッセージを伝える物質です。**

腎臓が出したエポは血液に入り、全身を巡ります。そして、このメッセージを受け取るのは、ちょっと意外な臓器、それは「骨」です。

硬い骨の中心部は、空洞になっており、「骨髄」という組織で満たされています。骨髄は、酸素の運び手である赤血球を生産する場所です。エポを受け取った骨髄は、赤血球の増産を始めます。

赤血球が増えると、全身に効率良く酸素を運ぶことができるようになるため、体の隅々まで、たくさんの酸素を届けられます。「体内の赤血球を増やすこと」、これが高地トレーニングの真の目的だったのです。

つまり、**腎臓は体内の酸素不足を監視する「見張り番」として働いています。そして、緊急の際にはエポを大量に出すことで赤血球の増産を促し、全身に酸素が行き渡る状態に引き戻す、という非常に重要な仕事をしているのです。**

これは、脳から指令を受けてやっているわけではありません。腎臓と骨髄が連携して、独自の判断でやっている仕事です。

腎臓は常にメッセージを出している

腎臓は高地に行ったときにだけ、エポを出すわけではありません。平地にいるときにも少しずつ出しており、赤血球の量を調節しています。

赤血球には寿命があって、およそ4か月ほどで壊れていきます。そのため常に補充が必要で、骨髄では毎日、大量の赤血球を作っています。その数を、腎臓がエポを出すことでコントロールしているのです。

高地トレーニングで赤血球が増えた選手は、平地に戻っても、しばらくは赤血球が多いままですから、全身に酸素が効率良く運ばれ、激しい運動をしても筋肉が酸欠になりません。その結果、持久力が上がることになります。

しかし、平地では酸素が十分足りているので、腎臓はエポをあまり出さなくなります。すると徐々に赤血球の量は減り、元に戻っていきます。ですから、アスリートたちは大会の少し前に高地トレーニングの日程を組み、効果が切れないうちに良い結果を残そうとしています。

さてここで、ANPのときと似た疑問がわいてきます。赤血球が多い方が持久力が上がるなら、どうして腎臓は常にたくさんのエポを出さないのか？ 「ケチケチしないで平地でも、もっと出してよ！」と思う人もいるかもしれません。

しかし、**赤血球が多いことは、必ずしも良いことではない**のです。健康番組などで「血液サラサラ」「血液ドロドロ」といった言葉をよく聞きますが、赤血球が多い血液は、いわばドロドロの血液で、心筋梗塞や脳卒中が起こりやすくなってしまいます。これは、水に土をたくさん混ぜると泥になるのと同じことで、血液も赤血球が増えると、だんだんドロドロになるのです。

血液中の赤血球の量を表す指標として、「ヘマトクリット」があります。血液を遠心分離器にかけると、固体成分の赤血球と、液体成分の「血漿《けっしょう》」が分離します。そのとき、赤血球が全体の何パーセントを占めているかを示す数値が、ヘマトクリットです。

人間の血液では40～50パーセントほどを赤血球が占めています。ヘマトクリットは血液検査では必ずと言っていいほど測られる一般的な項目ですので、次の機会に自分のヘマトクリットをぜひ確認してみてください。数値が高すぎる場合は多血症といって、病的な状態です。もちろん、低すぎれば全身に酸素が足りなくなりますので、それもいけません。**腎臓が常に適切な量のエポを出し続け、赤血球の量を調節してくれているからこそ、私たちは健康でいられる**のです。

人工的なエポを使ったドーピング

アスリートはもともと、健康な人たちですから、一時的に赤血球が増えたとしても、すぐに心筋梗塞や脳卒中にはなりません。ですから高地トレーニングが体に悪い、というわけではありません。しかし、「人工的なエポ」を使った場合は、話はまったく別です。

ANPと同様に、エポも薬として人工的に合成することが可能になりました。「慢性腎臓病」になると腎臓がエポを出せなくなってくるため、命に関わるほど深刻な貧血になります。そこで人工的なエポを注射することで、赤血球を増やす治療が行われています。

この薬は、全世界の腎臓病患者を救ったすばらしいものですが、悲しいことに、薬を悪用したドーピングも行われるようになりました。リオデジャネイロオリンピックでも、陸上競技などで失格者が出ました。また、かつて自転車競技のツール・ド・フランスを7連覇したランス・アームストロング選手が人工的なエポを使用していたことが発覚し、タイトル剝奪と永久追放の制裁措置を受けるという衝撃的な事件も起きています。多くの選手がアスリートとしての魂を売り渡してまで、手を出したくなるという事実が、エポというメッセージ物質が持つ圧倒的なパワーを皮肉にも教えてくれています。

ちなみに、いまのところ「人工的なエポ」と、体内で腎臓が出す「自然なエポ」を見分ける方法が存在するため、ドーピング検査で検出することができます。しかし、絶対に見分けがつかないエポをシャーレの上で作り出す技術が、ほぼ完成しています。もしその技術が悪用された場合どうなるのか。ドーピングとの闘いは、今後ますます激しくなっていくことでしょう。

腎臓は血圧も調節している

番組には、腎臓が出すもう一つのメッセージ物質、「レニン」が登場しました。その役割は、「血圧の調節」です。

血圧と言われてすぐに思い浮かぶのは、「最近ちょっと高血圧気味だな」とか、「低血圧だから朝、起きられない」という身近な話ですが、血圧の本来の役割を考えると、そんな生やさしいものではありません。血圧とは生命の存続に直結するもので、血圧が保てなければ、待っているのは「死」です。

そんな、人体にとって最重要とも言える仕事ですから、腎臓だけで調節しているわけではなく、自律神経にも血圧の調節機構があります。走ると心臓がドキドキ、血圧が上がり、ゆっくり休めばリラックス、血圧が下がることは、多くの人が知っています。

でも、血圧の調節において腎臓が果たす役割は、自律神経にひけをとりません。特に、長期的に血圧を安定させる際には、腎臓がかなりの主導権を握っていると言えます。それは、現在使われている高血圧薬の多くが、レニンの働きを調節するものであることからもわかります。

世界で11億を超える人が悩む高血圧は、心臓病や脳卒中を引き起こし、二つを合わせれば日本人の死因のトップとなります。**私たちの健康に直結する非常に重要な問題のカギが、腎臓が出すレニンの働きにある**のです。

レニンの働きは、心臓が出すＡＮＰとは逆で、全身の血管に働きかけて収縮させ、血圧

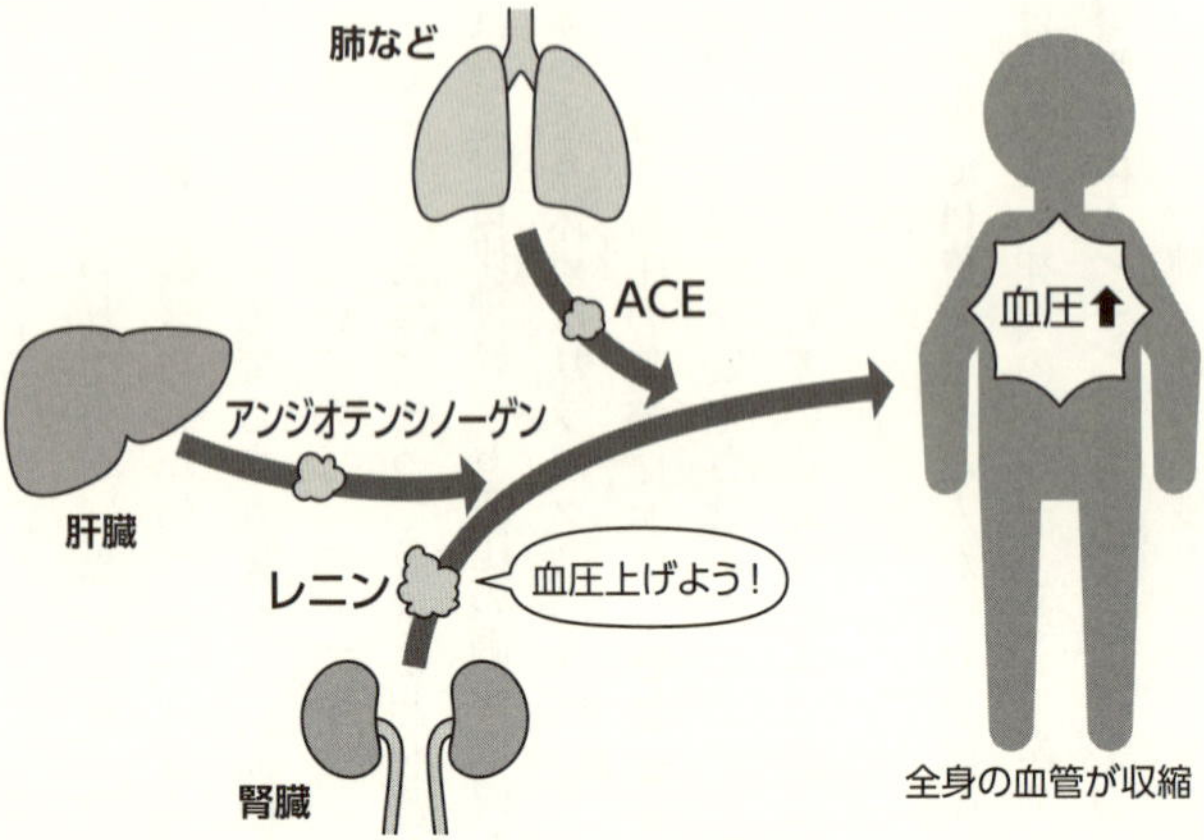

レニンの働き

を上げるというものです。ただし、レニンはちょっと変わった仕組みになっており、ダイレクトに血管に働きかけるわけではありません。血液中で、他の臓器が出す物質と反応を繰り返し、最終的なメッセージに変化します。

たとえるなら、SNSの「いいね」のシステムのような感じです。誰かの投稿やつぶやきに対して、他の人が「いいね」をすれば、注目度が増します。それと同様に、複数の臓器が参加して、全体として一つのメッセージが形成されるのです(ただし、複数の臓器が参加するといっても、腎臓が出すレニンの影響力は大きく、腎臓が全身の血圧をコントロールしていると言ってもいい状態です)。

「レニン・アンジオテンシン系」と呼ばれるこの仕組みは非常に奥が深く、現在でも最先端の研究トピックスの一つとなっています。

腎臓は「血液の管理者」だ

さて、ここまでをまとめると、腎臓はエポで赤血球の量を調節し、レニンで血圧を調節していることをご紹介しました。どちらも、「血液」に関係していることにお気づきでしょうか？　実はこの他にも、腎臓は血液のある重要な要素を管理しています。腎臓は、「血液の管理者」とも呼ぶべき存在なのです。

腎臓は、多くの場合「尿を作る臓器」だと紹介されます。実際、本書でも25ページではそう紹介してしまいました。しかし、それは根本的に間違ったものの見方であると宣言したいと思います。この気づきこそが、腎臓の本質を知ることにつながります。

また、腎臓はエポやレニンといったメッセージ物質を使って、全身によく語りかけると同時に、他の臓器からのメッセージを数多く受け取る、よい、よく聞く臓器であることもわかってきます。これこそ、血液の管理者・腎臓の真骨頂です。では、腎臓はどのように血液を管理しているのか、さっそく見ていきましょう。

血液のあらゆる成分を調節する腎臓

腎臓は、二つ合わせても300～500グラムほどの小さな臓器ですが、なんと心臓から出た血液の4分の1ほどが腎臓に送られています。その量は、脳や肝臓といった巨大な臓器とほぼ同じ。なぜこれほどたくさんの血液が送られるのか？　それは、腎臓が血液中の成分を一定に保つ仕事をしているからです。

血液中にはさまざまな成分が含まれています。ナトリウム、カリウム、カルシウム、リン、マグネシウムなどなど、こうした成分は、それぞれある一定の範囲に収まっていないと命に関わる事態になります。血液検査でよく見る「正常値」の範囲です。実は、これらたくさんの成分を正常値に収め、管理する仕事を、腎臓が一手に担っているのです。

では、腎臓はいったいどうやって血液の成分を調節するのかというと、ちょっと面白い仕組みがあります。でも、その前に一つ、大前提を確認しておきます。「尿はすべて、血液から作られる」ということです。

私たちが口から飲んだり食べたりしたものの大半は、胃腸を通る間に吸収され、血液に入ります。吸収されなかったものは、大便として出ていきます。大便は胃腸を通過するだけですが、小便＝尿は根本的に異なり、必ずいったん血液に入った後、腎臓によって濾過《ろか》され、尿として排出されています。

そうしてみると、人体の吸収機能というものが非常に活発であることがわかります。ジュースやビールなど、飲み物を大量に摂《と》ったとしても、健康なら大便の水分はほとんど変わりません。飲んだものは、いったん、ほぼすべて血液中に吸収されているのです。水を飲めばおしっこが出る。当たり前の話ですが、その間で必ず血液を通過しているという事実は、改めて考えるとすごいものがあります。

腸で吸収されるのは、水だけではありません。食べたものに含まれている、さまざまな成分を非常に効率良く吸収しています。しかし、そんな優秀な仕組みも、腎臓の助けがないとアダになる恐れがあります。

たとえば、カリウムはバナナなどに多く含まれる成分で、健康に良いミネラルとして知られています。しかし、血液中にカリウムが増え過ぎると筋肉の収縮が正常にできなくなり、不整脈などを引き起こしてしまいます。ですから、血液中のカリウムの量は厳密に調節されなければなりません。

ところが、バナナ1本に含まれるカリウムは400～500ミリグラム。これがもし単純に血液中にすべて入ってしまったとすると、命に関わる事態になります。しかし、そんなことは決して起きません。実際には全身の細胞が一時的にカリウムを取り入れて急場をしのぎ、その間に、腎臓が余分なカリウムを、速やかに排出してくれます。ですから、健康な人がバナナを食べても、体に悪い影響はありません。

私たちの腎臓は、カリウム以外の血液成分も同様に調節してくれています。でも、腎臓病が悪化すると、こうした調節機能が低下してしまうので、食べる量を自分で調節しなければなりません。いくつもの成分に制限がかかり、食べられるものの種類も量も減ってしまいますから、患者さんにとっては辛《つら》い食事制限となることがしばしばです。

逆に言えば、**健康な人が一つひとつの成分の量などほとんど気にせず、毎日、食事を楽しむことができるのは、腎臓のおかげ**と言えるのです。

腎臓は毎日180リットルの尿を作る!?

では、腎臓が血液の成分を調節する様子を見ていきましょう。腎臓には、「糸球体《しきゅうたい》」と呼ばれる毛細血管のかたまりのような器官があります。これが血液から尿を濾過する装置です。直径およそ0・2ミリメートル、一つの腎臓に100万個あると言われます。

濾過というと、必要なものを残し、不要なものだけを捨てているというイメージですが、ちょっと違っています。ここでふるい分けられるのは、赤血球や比較的大きなたんぱく質などの成分だけで、**血液中に含まれるさまざまな成分は、ほとんど出ていってしまいます。つまり、体に必要なものまで捨ててしまっている状態なのです。**ですから、糸球体で作られ

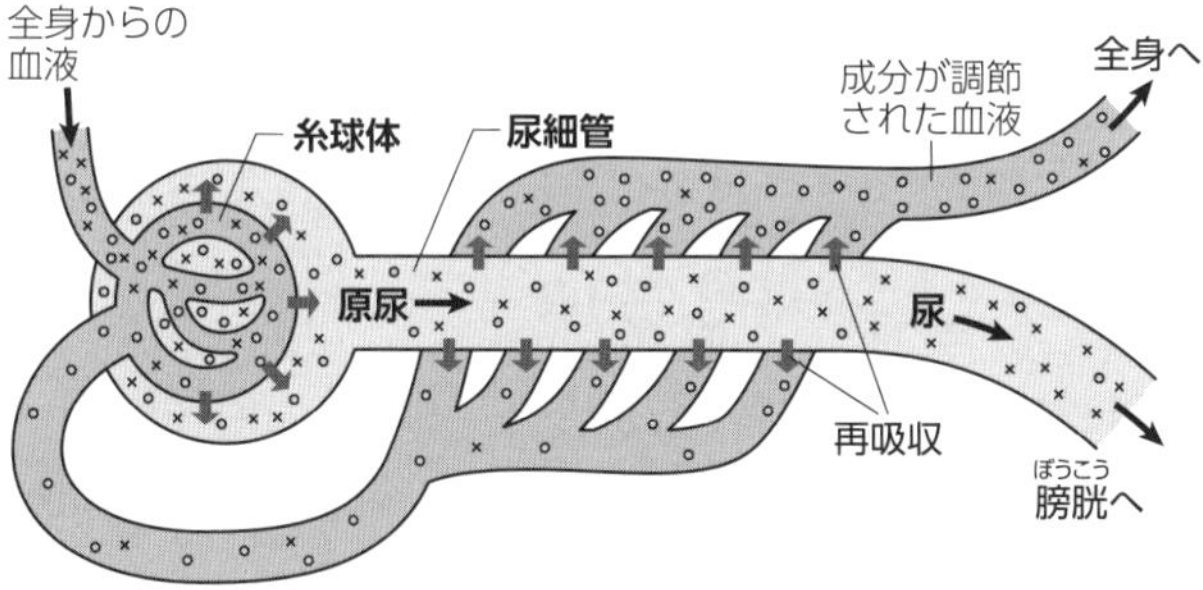

再吸収の仕組み（模式図）

る尿は、まだ本当の尿ではなく、「原尿」と呼ばれます。

原尿は、1日に180リットル、家庭のお風呂1杯分ぐらいの量が作られます。これを糸球体の先にある「尿細管」という部分で再吸収します。水分はおよそ99パーセントが再吸収され、最終的な尿になるのは2リットルほどです。実は、この尿細管による再吸収の過程で、さまざまな成分が調節されています。

それにしても、180リットルも作って、もう一度、回収するという仕事のやり方はずいぶんムダなように思えますが、なぜこんなことをするのでしょうか？

血液の管理、カギは「再吸収」

尿細管での再吸収こそ、腎臓が血液の成分を調節するカギとなる仕組みです。なお、本書では「尿細管」とだけ書きますが、実際には、糸球体から先には「近位《きんい》尿細管」「ヘンレループ」「遠位《えんい》尿細管」「集合管」と続き、それぞれで特徴的な再吸収が行われます。構造的にも機能的にも非常に興味深く、知れば知るほど面白い部分ですので、ご興味のある方はぜひ調べてみてください。

さて、尿細管は原尿からさまざまな成分を再吸収し、血液に戻します。このとき、戻す量を調節することで、血液中の成分を調節します。原尿には糖分（グルコース）も捨てられてしまっていますが、これはほぼすべて再吸収されます。エネルギー源は非常に大切なので、常に最大限、取り戻そうとする仕組みになっています。一方、その他の**多くの成分は、全身の状況に合わせて再吸収する量が変わります。では、全身の状況をどうやって知るのか？**

そこで活躍するのが、メッセージ物質です。

まず、身近なナトリウム（塩分）の例で考えます。食事で塩分を摂り過ぎた場合、塩分は血圧を上げる効果があるので、心臓に負担がかかります。すると、心臓はメッセージ物質・ＡＮＰを放出します。

腎臓がＡＮＰを受け取ると、尿の量を増やすことは既に述べました。しかし、それだけではありません。ＡＮＰの正式名称は、第1章でも紹介しましたが、心房性ナトリウム利尿ペプチド、その名のとおり、ナトリウムの排出を促す効果もあるのです。

つまり、ANPを受け取った腎臓は原尿から再吸収するナトリウムの量を減らします。血液に戻ってくる塩分が減り、尿として体から出ていく塩分が増えるので、結果的に摂り過ぎた塩分を捨てることができるのです。

こうした仕組みがあるおかげで、健康な人は少々塩分を摂り過ぎたところで、体には何の変化も現れません。しかし、日常的に塩分を摂り過ぎている場合は、調節機構が追いつかず、高血圧の原因になってしまうので注意が必要です。

ナトリウムの例と同様に、腎臓は全身の臓器からメッセージ物質を受け取り、尿細管での再吸収を調節しています。たとえば、カルシウムの調節では、「副甲状腺」という米粒ほどの小さな臓器からのメッセージ物質「ＰＴＨ」が重要な役割を果たします。それぞれの血液成分ごとに、関係する臓器のネットワークがあり、複雑かつ繊細な調節が行われているのです。

腎臓は「尿を作る臓器」ではない！

さて、少しおさらいすると、腎臓はまず1日に180リットルもの原尿を作り、およそ99パーセントの水分を再吸収し、残りの1パーセントを尿として出しています。そして、さまざまな成分については、全身からのメッセージ物質に応える形で、再吸収の量を変化させ、常に血液を正常範囲に保っています。

では、180リットルの原尿を作り、もう一度、再吸収するというやり方は、ムダなことでしょうか？　尿を作るという視点で考えるとそうかもしれませんが、腎臓の本来の仕事が「血液を管理すること」であることを思い起こせば、別の見え方がしてきます。

たとえば、部屋の掃除をするときのことを考えてみましょう。普通の掃除なら、ゴミをまとめて、外に捨てれば済みます。でも、もし大掃除で部屋を徹底的に片付けたければ、まず部屋の中にあるものを全部、外に出した上で、必要なものだけを戻していく方がきれいになるはずです。これと同じように、腎臓は血液をきれいにするため、いったんすべての成分を血流の外に出し、必要なものだけを戻しています。

腎臓の目的はゴミ（尿）を出すことではなく、部屋（血液）をきれいにすることなのです。腎臓は尿を作る臓器ではなく、血液を管理する臓器です。しかし、私たちは体の外に出てくる尿の方にばかり注目してしまい、ついつい、「腎臓は尿を作る臓器」と思い込んでしまっていました。

これではまるで、彫刻家が一生懸命、木を削っているのを見て、「あの人は木くずを作っている」と言うようなものです。本来の目的である作品の方に、ちゃんと目を向けてあげなければなりません。

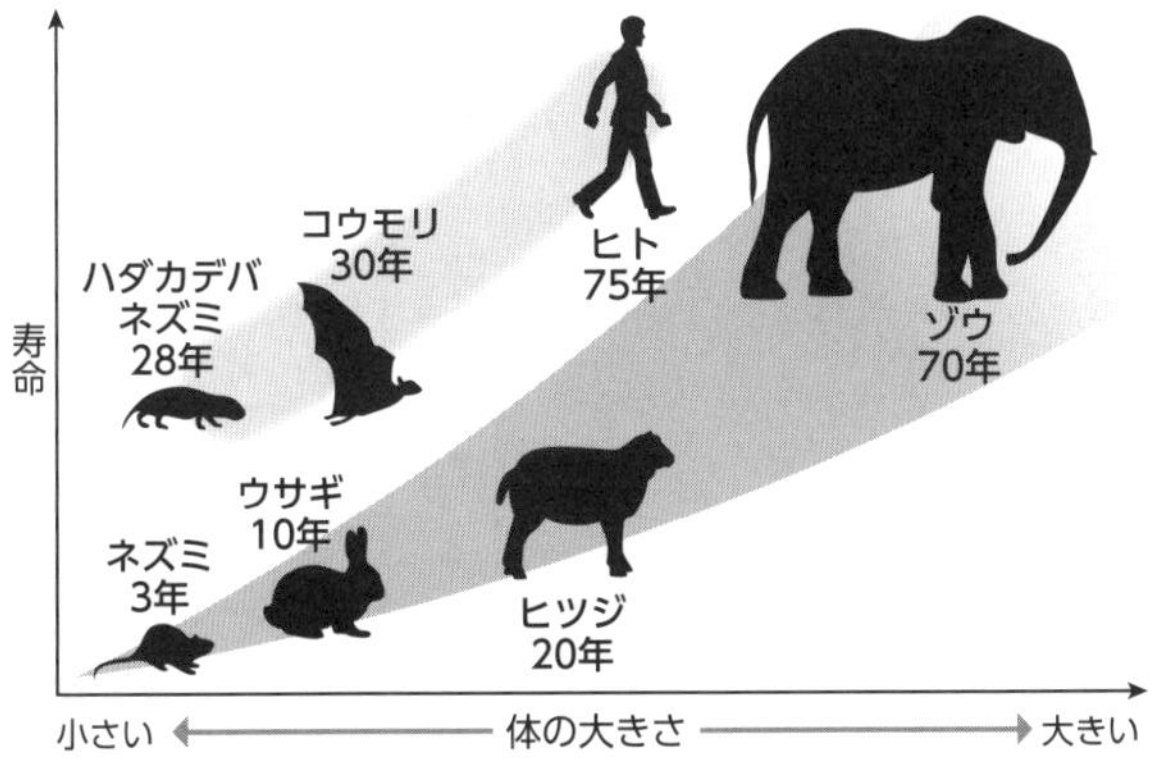

体の大きさと寿命

腎臓が寿命を決める

腎臓の地味なイメージは払拭《ふっしょく》できてきたでしょうか？　次はシリーズ第1集の副題にもなった「腎臓が寿命を決める」というお話です。

動物は、体が大きいほど長生きする傾向があります。ネズミは3年、ウサギは10年、ヒツジは20年、ゾウは70年といった具合です。

一方、この傾向から外れて長生きする動物たちもいます。30年ほど生きるコウモリやハダカデバネズミ、そして、人間です。人間の寿命を何歳とするかは難しいですが、ゾウの70年を超えることは間違いないでしょう。**私たちは、体の大きさからすると、相当、長生きな生物**なのです。

なぜこれらの動物は長寿なのか？　いくつかの説明があります。中でも、面白いのが、「捕食されにくい動物は長生き」という考え方です。

長生きするには、体のメンテナンスにエネルギーを使う必要があります。でも、自然界では、寿命で死ぬ前に天敵に食べられてしまうことが多くあります。捕食されやすい動物が、一生懸命、体をメンテナンスしても、食べられてしまえば、すべてムダになります。むしろ、日々の活動にエネルギーを使って、子孫を多く残した方が良いのです。

逆に、捕食されにくい「特技」を身につけた動物には、体をメンテナンスする意味が出てきます。コウモリは「飛ぶ」こと、人間は「賢い」ことで、捕食されにくい。だから、メンテナンスのシステムが整い、長生きなのだ、というわけです。

なかなか説得力のある説明だと思います。でも、「なぜ?」という問いの答えとしては、もう一つ重要なことがあります。それは、具体的に、どうやって長生きするのか? 「体のメンテナンスに力を入れる」とは、どういうことなのか? 私たちが長生きする秘訣にもつながる話ですから、そちらの方が気になります。

そこに人体の中のスーパースター、腎臓が再び登場します。

謎の老化加速マウス——原因は腎臓だった

きっかけは、自治医科大学教授の黒尾《くろお》誠《まこと》さんが発見した、謎の老化加速マウスでした。

このマウスは、「クロトー遺伝子」と呼ばれる遺伝子が壊れたことで、動脈硬化、骨粗鬆症《こつそしょうしょう》、肌の衰え、性腺の衰えなど、全身のさまざまな場所で老化にまつわる症状が加速していました。

たった一つの遺伝子が壊れただけで、これほど多くの症状に結びつくのは、前代未聞のこと。クロトー遺伝子は、老化を制御している遺伝子なのではないかと、世界から熱い注目を浴びることになったのです。

最新研究で、謎の答えは腎臓にあることがわかってきました。クロトー遺伝子は、腎臓が血液中のリンの濃度を調節するために欠かせないものだったのです。

リンは、体に必要なミネラルの一つで、不足すれば病気になります。一方で、血液中のリン濃度が高すぎると、さまざまな老化症状を加速することがわかってきました。

血液中のリン濃度の調節は、主に骨と腎臓が連携して行っています。この連携も、メッセージ物質によるものです。骨が出すメッセージ物質「FGF23」は、体に必要なリンの量を伝える役目をしています。これを腎臓が受け取り、リンの排出量を決めます。

クロトー遺伝子は、腎臓で「FGF23の受容体」を作る遺伝子でした。これが壊れると、腎臓はメッセージの受け取りができなくなります。**いわば、腎臓が骨の声を聞くための「耳」を失ったような状態で、全身のリンの状況がわからないため、適切な調節ができなくなってし**

まいます。そのため、老化の加速が起きていたのです。

動物の寿命とリン濃度を比較してみると、血液中のリンが少ないほど、長生きする傾向が見られます。体の大きさで比較した場合、非常に長生きに見えたコウモリや人間も、血液中のリン濃度が低いことで、うまく説明がつきます。つまり、長寿な動物は、他の動物よりもリンの調節がうまくできる生物なのです。

先ほどの「体のメンテナンスに力を入れる」とはどういうことか？ という問いへの答えの一つが、「血液中のリン濃度を低く保つ」ことだと明らかになりました。もちろん、他にも要素はあるはずですが、リンを適切に制御できる、いわば、**「高性能な腎臓を持つ」ことが、寿命を決める重要な因子**だと言えそうです。

人間の腎臓は、ほ乳類の中でも特に、血液の成分を調節する能力が優れていると言われます。腎臓が、人間に長寿をもたらしました。長寿になった人間は、次の世代に多くの知識を伝え、それが人類の発展に貢献しています。

人類をいまの繁栄に導いたのは、脳だけではありません。腎臓もまた、かけがえのない存在なのです。

腎臓は体内のネットワークの「要」である

そんな腎臓が、現代社会においては危機的な状況にあります。いま、多くの人が、腎臓の病気によって命を落としているのです。

「多臓器不全」とは、新聞などで死因としてよく目にする言葉です。全身の臓器が次々とダウンしていく、恐ろしい状態です。実は、最新の研究で、腎臓がその引き金となっていることがわかってきました。

血液の管理者である腎臓は、血液中のさまざまな成分やメッセージ物質を介して、他の臓器と深く結びついています。そのため、他の臓器が悪くなると、腎臓に悪影響がおよびます。そして、そこで万一、腎臓がやられてしまうと、今度はその影響が、体中のすべての臓器に波及していくことになります。

腎臓は、ネットワークの結節点、ハブの役割を果たしているのです。こうした腎臓と他の臓器の連関は、「心腎連関」「肝腎連関」「脳腎連関」などと呼ばれ、最新の研究トピックスとなっています。

番組では、「急性腎障害（ＡＫＩ）」が全身に与える影響について紹介しました。腎臓病以外も含めた世界の入院患者のうちで、なんと４人に１人が急性腎障害を発症していた、という衝撃的な調査結果が、アメリカを中心とする研究チームから２０１３年に発表されました。**これまで単に「多臓器不全」とされていた多くのケースで、腎臓が関係していたことがわかってきた**のです。腎臓を守ることは、まさに健康長寿に直結しています。

さらに、慢性腎臓病も、社会的に大きな課題です。日本の慢性腎臓病患者は1300万人以上、大人の8人に1人とも言われ、高齢化に伴い、さらに増える可能性があります。

これまで一般には、腎臓病は軽く見られがちでした。しかし、腎臓は非常に重要な臓器であり、それゆえに、腎臓の機能が落ちてしまった患者の皆さんには大変なご苦労があります。腎臓の価値が見直されることで、腎臓病に対する認識も変わることを望みます。

腎臓は弱ってもなお、働き続ける臓器なので、慢性腎臓病になった後も、体の中で一生懸命、がんばってくれていることがほとんどです。患者の皆さんは、医師や周囲の人の協力を得て、腎臓をいたわっていただければと思います。

いま医療の現場でも、腎臓をしっかりと診るための体制作りが進み始めています。**健康長寿社会に向けて、腎臓内科医の役割がますます重要になっていく**と感じています。

この章の最後に、健康な人も含めて、腎臓を大切にする方法を大きく三つ挙げたいと思います。一つめは、脱水を避けること。腎臓は常に大量の血液を必要とする臓器です。体が脱水状態になると血流が悪くなり、ダメージを受けます。暑い時期は特に、こまめな水分補給が必要です。

二つめは、余分な薬を飲まないこと。腎臓の尿細管は、人体の中で最も薬の副作用を受けやすい部分の一つです。自己判断での薬の飲み過ぎはやめましょう。特に市販の鎮痛剤などは注意が必要です（医師から処方された薬は、指示どおりにきちんと飲んでください）。

そして、三つめは、正しい生活習慣です。体内のネットワークの要である腎臓は、生活習慣病による影響が大きく現れます。動脈硬化、糖尿病などを起こしやすい生活スタイルは、腎臓にも悪い生活です。この機会に、少しずつ生活改善にトライしてみてはいかがでしょうか？

他人から移植された腎臓でも、臓器同士の会話はできるのか？

さて、腎臓の話はここで終わりです。地味だと思っていた腎臓の「血液の管理者」としての驚くべき仕事の数々、振り返ってみると、すべてメッセージ物質と関係していたことに、注目していただければと思います。「人体は巨大なネットワークである」という視点に立ち、メッセージ物質を追いかけていくと、腎臓がおのずとスーパースターに見えてくるのです。

ところで、番組の放送後にいただいた反響の中に、興味深い質問がありました。「もし腎臓移植した場合、移植された腎臓は他の臓器と語り合えるのか？」というものです。

答えは、イエス。他の人の臓器であっても、体内では臓器同士の会話がちゃんと行われます。臓器同士の会話に使われるメッセージ物質は、すべての人で共通だからです。移植された腎臓が発したメッセージ物質を、他の臓器は正しく受け取りますし、腎臓の方も他の臓器のメッセージをちゃんと聞くことができます。

臓器移植をすると拒絶反応が起きると言いますが、攻撃するのは外敵と勘違いした免疫細胞だけで、**他の臓器たちは、新しく来てくれた仲間を分け隔てなく迎え入れる**のです。

ちなみに、動物と人間では、メッセージ物質に少し違いがあります。ただし、ほ乳類の間ではかなり似ていて、全然話が通じないわけではなく、いわば「方言」のようなものです。

それにしても、世界の人類は国や民族で言語の壁があるのに、臓器たちは共通の言語で話しているとは、面白いことです。たとえ人種が違っても、体内の臓器たちは仲良くできるのですから、人間ももう少し、いがみ合うのをやめられないものでしょうか？

第3章 脂肪・筋肉

「臓器たちは語り合う」という人体観、そして、それを理解することの重要性を「腎臓」を通して見てきました。ここから始まる「脂肪・筋肉」の話までを知ると、メッセージ物質の基本を、ほぼすべておさえることができます。

また、この章では、「メタボリック・シンドローム」という病気についての理解を深めることも目標です。そのことが、この先で「病気とは何か?」を考える足がかりとなっていきます。私たちが日ごろあまり考えることがない、一段深い人体の理解へと進んでいく入り口となるのです。

さて、体内の「脂肪組織」、つまり、**あなたのお腹にたまっている脂肪から、さまざまなメッセージ物質が出ていることは、いまや医学界の常識**となっています。そして、最もホットな研究分野であると言っても過言ではありません。そんな時代が始まるきっかけとなったのは、あるメッセージ物質の発見でした。まずは、その発見をした科学者に会いに行くことにしましょう。

マンハッタンの研究室

12月のニューヨーク、五番街に面するロックフェラーセンターの一角では、超高層ビルの足下に巨大なクリスマスツリーが現れ、野外に作られたスケートリンクからは子どもたちの歓声が聞こえていました。そのにぎわいからそう遠くない場所に、脂肪が出すメッセージ物質を発見した科学者の研究室があります。

ロックフェラー大学は、医学、生物学の分野で数々のノーベル賞科学者を輩出し、世界に名をとどろかせる研究機関です。そして、次なるノーベル賞候補の筆頭とも言われるのが、教授のジェフリー・フリードマンさん。脂肪細胞が出すメッセージ物質「レプチン」の発見者です。

歴史を感じさせる門をくぐって建物の中に入ると、アメリカの大学としては廊下も部屋もやや手狭で、日本の大学に近い印象を受けます。しかし、ここが世界経済の中心地、マンハッタンであることを思えば、ずいぶん立派な環境であるに違いありません。

フリードマンさんの居室は、窓からイーストリバーを見下ろす絶景。しかし、部屋の中はというと、あちこちに資料が積まれ、片付いているとはちょっと言いにくい状況です。それは、彼がまだ第一線の科学者であることを象徴するようです。

レプチン発見の功績で世界の名だたる医学賞を総なめにし、何度もノーベル賞候補に挙げられている大科学者ですが、少しも偉ぶる様子はなく、いたって気さくな人でした。ただ、話が研究の核心に近づくにつれ、時折、瞳の奥に現れる力強い光は、この人を世界的な発見に導いたであろう、内に秘めた情熱を感じさせます。

レプチンとは何か？　ひと言で言えば、「食欲を抑える」メッセージ物質です。体内の脂肪組織がレプチンを分泌し、脳に働きかけて、食欲を抑制しています。これを聞いても、本書をここまで読んできた読者は、あまり驚かないかもしれません。しかし、発見当時、医学界に非常に大きなインパクトを与えました。その理由として、三つのポイントがあったとフリードマンさんは言います。

まず一つめは、それまでほとんどわかっていなかった体重の調節機構が解明できたという点です。私たちの体は、ふだんそれほど意識しなくても、ほぼ一定の体重を保つようにできています。その仕組みがはじめて明かされました。

脂肪組織がレプチンを活発に放出するのは、脂肪が増えたとき。つまり、体重が増えると大量のレプチンが放出され、これを受け取った脳では食欲が抑制されます。すると、食べる量が減りますから、脂肪も減っていきます。脂肪が減れば、放出されるレプチンも減り、食欲がまた出てきます。

こうして、**脂肪組織がレプチンを出す量を調節することで、食欲をコントロールし、体重を安定させていることがわかった**のです。

体を安定した状態に保つ仕組みは、「ホメオスタシス（恒常性）」と呼ばれ、生命が持っている基本的な機構です。これまで述べてきた血圧の調節や血液の成分を一定範囲に収め

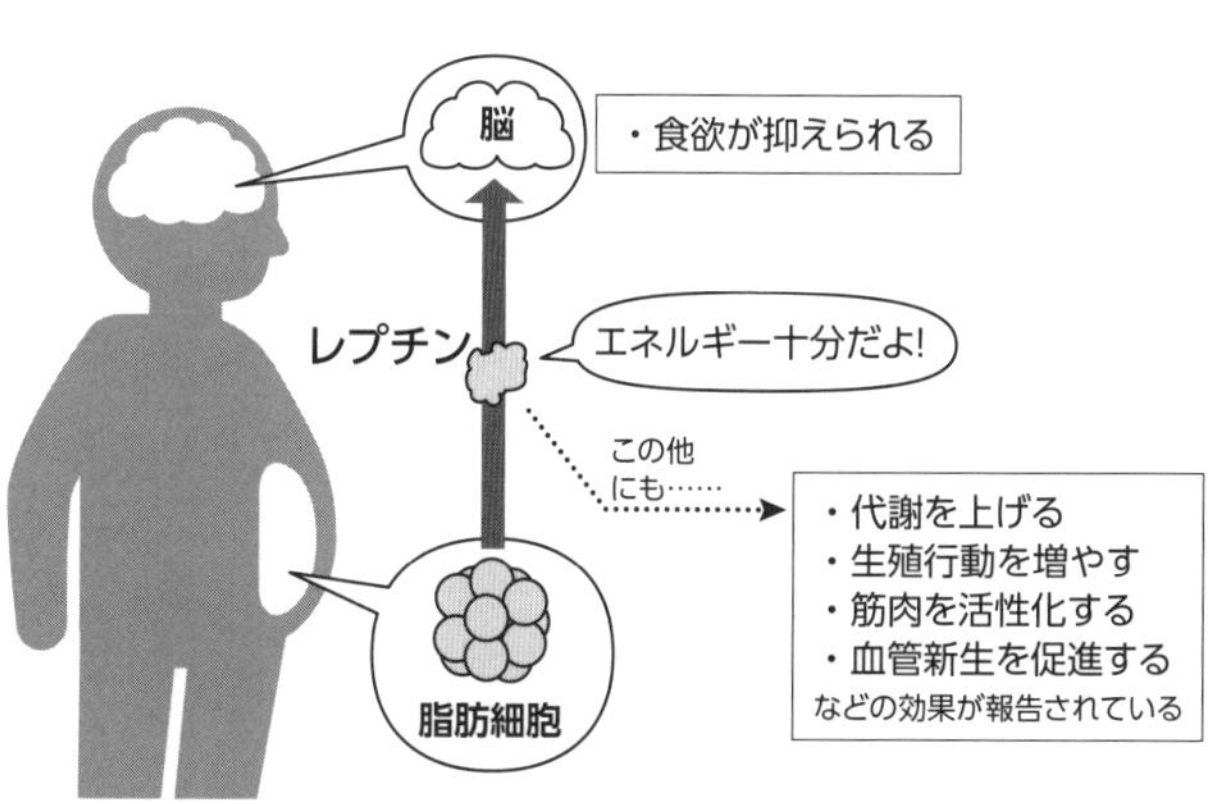

レプチンの働き

る仕組みもホメオスタシスですが、体重のホメオスタシスについては、レプチンの発見ではじめてはっきりしました。フリードマンさんの論文発表は1994年のことですが、生命の基本とも言える機構が、これほど最近までわかっていなかったとは驚きです。

そして、二つめのポイントが、医学界に衝撃を与えた最大の理由でした。それは「脂肪組織」が「脳」に指令をするという、常識とは正反対の仕組みだったことです。

脂肪組織とは、いわゆる皮下脂肪や内臓脂肪。**ぽっこりお腹に詰まったあの脂肪が、人体の司令塔であるはずの脳に対して、指令を出している**という事実に世界が驚きました。

「脂肪がメッセージ物質を出す」ということ自体に疑問を感じる人もいるかもしれません。

実は、体内の脂肪組織は、単なるアブラのかたまりではありません。「脂肪細胞」という生きた細胞がたくさん集まってできています。

脂肪細胞の中には、「油滴《ゆてき》」と呼ばれる袋のような器官があり、中に脂肪が入っています。私たちが食べたもののうち、すぐにエネルギーとして使われずに余った糖分や脂肪分は、中性脂肪に変換されて油滴の中に蓄えられます。

脂肪の量が増えると油滴はどんどん大きくなり、脂肪細胞全体も風船のようにどんどん膨らんで、大きくなっていきます。つまり、お腹がぽっこり出ている状態は、脂肪をたっぷり蓄えた脂肪細胞の一つひとつが巨大化することで起きているのです。

そして、**レプチンを出しているのも、脂肪細胞です。自身が蓄えている脂肪の量に応じて、脳をコントロールしているのです。**

脂肪細胞が生きていること自体は、以前から知られていました。しかし、「単純な脂肪の倉庫」という思い込みがあり、まさかメッセージ物質を出すとは考えられていませんでした。まして、それが脳に影響するなどとは、当時としては荒唐無稽《こうとうむけい》な話で、「脂肪細胞がホルモンを出す？　そんなバカな」という科学者が多かったと言います。

フリードマンさんの発見は、ちょうど寒川賢治さんが心臓ホルモンのＡＮＰを発見してから10年後にあたります。このころもまだ、脳を中心とした人体観は健在で、全身の臓器や細胞が語り合っているという人体観には、まったく到達していなかったことがわかります。しかし、この発見を機に、時代はさらに大きく動き出します。

そして、レプチンの発見がインパクトを与えた理由の三つめ。それは、レプチンが非常に強い作用を持っていたことだとフリードマンさんは言います。常識外れの発見にもかかわらず、論文はかなりスムーズに医学界に受け入れられていきました。それはレプチンの効果があまりにもはっきりしていたからです。

レプチンを脳が受け取る仕組みの詳細は、現在でもまだ不明な部分があるほど複雑なもので、発見当時には、かなり曖昧さが残っていました。それでも、「脂肪が脳をコントロールしている」という事実自体は、誰もが認めざるをえないほど、レプチンの効果は絶大でした。そして、「食欲を抑える」というレプチンの効果は、肥満に悩む現代人にとっての救世主となることを期待させるものでもありました。

レプチンを使ってやせられるか？

肥満はあらゆる生活習慣病の原因となることから、健康の敵とみなされています。しかし、わかっていても食欲を抑えられない人は多く、世界の肥満人口は6億人とも言われます。そこで、肥満の人に薬としてレプチンを投与することで食欲を抑えようとする試験が行われました。しかし、結果は失敗に終わります。

そもそも、肥満の人の体内ではレプチンが出ていないのでしょうか？　違います。肥満の人の脂肪細胞からは、レプチンが大量に出ています。脳の食欲を抑えようと、必死でレプチンを出し続けているのですが、その効果が出ないだけなのです。そこにレプチンを、薬でプラスしても、意味がありませんでした。

では、なぜレプチンが効かなくなるのか？　その仕組みは、最新の研究トピックスの一つで、まだ完全に解明されているわけではありません。レプチンを受け取る受容体の反応が悪くなることや、脳内に取り込む仕組みが働かなくなることが原因とされています。

しかし、はっきりしているのは、**レプチンが大量に出ている状態が長く続くと、効果が出なくなってくる**ということです。マウスの場合は、高脂肪食を2週間ほど与え続けるだけでレプチンが効かなくなってくることが知られています。

現代人はあまりにも簡単に食べ物が手に入る環境にいるために、レプチンが食欲を抑えているにもかかわらず、ついつい食べ続けてしまう。その結果として、最終的にはレプチンの効力までも失われ、肥満になっていく、という理解がされています。

ここまでで、大きく二つのことがわかりました。メッセージ物質・レプチンが、体重のホメオスタシスを生み出していること。その働きに反した生活習慣が続くと、破綻《はたん》が起き、肥満になること。この二つの事実は、この先で「病気とは何か?」を考える際に重要な要素となってくるので、ぜひ覚えておいていただければと思います。

「お腹が空いた」と知らせるメッセージ物質もある

ちなみに、「お腹が空いた」と感じる仕組みには、レプチン以外の要素も関係しています。その一つが「グレリン」という、胃が出すメッセージ物質です。1999年に、現在久留米大学で教授を務める児島《こじま》将康《まさやす》さんと寒川賢治さんらのグループが発見しました。

この発見もまた、当時は「まさか胃がホルモンを出すなんて!」という驚きとともに受け止められました。もはや繰り返す必要はないかもしれませんが、こうしたメッセージ物質が次々と発見されることで、「臓器たちは語り合う」という人体観が徐々に形成されていったのです。

ですから、「いったい、いつから人体観が変わったのか?」と問われても、明確な区切りはないように思います。少なくとも、本書が出版される2019年では、新たなメッセージ物質が、どの臓器から出てきたとしても、ほとんど驚かれなくなっていることは確かです。ただし、「こんなメッセージが出ていたのか!」という驚きは続いています。人体のネットワークは、まだまだ解明の途上なのです。

グレリンは主に自律神経を介して脳に作用し、空腹感をもたらすと同時に、成長ホルモン(下垂体から分泌される)の分泌を促します。脳が出すホルモンの指令系統に、胃が口出ししているという点で、興味深いものがあります。グレリンは主に胃の上部から出るため、最近では、がんの手術で胃を切除する際に、意図的に上部を残すことで、患者の食欲を維持し、回復を早くする工夫がされるようになってきているそうです。

肥満はなぜ、体に悪いのか?

さて、レプチンによる食欲抑制が効かなくなって肥満になった後、私たちの体にどんな影響が出てくるのか、見ていきましょう。日本では、「内臓脂肪症候群」と訳され、メタボと略されることも多い、メタボリック・シンドロームです。

「肥満は体に悪い」とよく言いますが、では、肥満の何がいけないのかと具体的に聞かれて、明確な答えが言える人は少ないかもしれません。

肥満になると、その分、「心臓が血液をたくさん送り出すため負担がかかる」という説明があります。また、「脂が血管にたまると動脈硬化になるから」という考え方もあるでしょう。これらは間違いではありませんが、メタボの問題点の説明としては不十分です。

実は、メタボリック・シンドロームの本質は、脂肪細胞が出すメッセージ物質にあるのです。

レプチンの発見以降、脂肪細胞が出すメッセージ物質が非常にたくさん見つかっています。科学の用語では「アディポサイトカイン」と呼ばれます。「アディポ」というのは、「脂肪の」という意味。「サイトカイン」は日本語では「細胞間情報伝達物質」と呼ばれ、主に免疫細胞（白血球）がコミュニケーションするためのメッセージ物質を指す言葉です。サイトカインとアディポサイトカインには、共通する物質が多くあります。

最近では、「アディポカイン」という表記を目にすることが多くなってきました。医学界で重要になるにつれ、さまざまな場面で頻繁に登場するようになったので、長い名前を省略したくなったのかもしれません。

あらゆる生活習慣病の原因となる「慢性炎症」の恐怖

現在見つかっているアディポカインは、数百種類あるとも言われます。中でも注目されているのが、「炎症性サイトカイン」と呼ばれるグループの物質で、これこそメタボリック・シンドロームの原因と目《もく》されています。

具体的には、「TNFα《アルファ》」や「インターロイキン」などの物質です。炎症性サイトカインが伝えるメッセージは、免疫細胞同士の警告信号のようなもので、「敵が来たぞ！」というサインです。実は、肥満になると脂肪細胞がこの危険信号を過剰にまき散らすようになることがわかってきました。

脂肪細胞が出した炎症性サイトカインを受け取った免疫細胞は、臨戦態勢に入ります。細胞分裂して増殖したり、自らもさらに炎症性サイトカインを出して、仲間を呼んだりし始めます。こうして、全身の免疫細胞が活性化されていきます。

ウイルスや細菌をやっつけるのが免疫細胞の仕事ですから、免疫が活性化するのは良いことのように思えます。しかし、一概にそうとは言えません。良い活性化のしかたと悪い活性化のしかたがあるのです。

ウイルスや細菌の感染がないにもかかわらず、全身の免疫が過剰に活性化している状態は、**「慢性炎症」**と呼ばれます。この言葉は、われわれ一般人はちょっと誤解しやすい表現なのですが、医学界においてメタボリック・シンドロームを説明する際に広く使われるようになってきた用語です。

炎症と言えば、傷口の周りが赤く腫れた状態をイメージする人が多いと思います。でも、慢性炎症が起きるのは、局所ではなく、全身です。特に、血管の中で起きています。また、赤く腫れるほどのものではなく、より弱い炎症です。

そのため、慢性炎症になっていたとしても、自分自身で気づくことはありません。しかし、慢性炎症の状態が長く続くと、恐ろしい事態を引き起こしていきます。

動脈硬化、糖尿病、高血圧など、以前はそれぞれ違った原因があると考えられていた病気が、最新の研究では、どれも慢性炎症をきっかけとしている可能性が指摘され始めています。さらに、がんや認知症といった病気の背景にも、慢性炎症が深く関わっていることも明らかになってきています。**現代人を悩ませる多くの病気の根っこが、実は一つであることがわかった**のです。

そして、体内で慢性炎症が起きていることで、さまざまな病気の発症が予想される状態が、メタボリック・シンドロームと呼ばれるようになりました。これが、メタボの正体です。慢性炎症のさらに元をたどれば、肥満した脂肪細胞が過剰に出している炎症性サイトカインが原因ですから、「肥満は万病のもとになる」ということになるのです。

動脈硬化はなぜ起きる？

では、慢性炎症がどのように病気を引き起こすのか、動脈硬化の例で見てみましょう。動脈硬化の原因と言えば、多くの人がコレステロールを思い浮かべると思います。しかし、血管にコレステロールがたまるだけでは、動脈硬化は起きないことをご存じでしょうか？

実は、慢性炎症で過剰に活性化した免疫細胞が深く関わっています。免疫細胞のうち、主に「マクロファージ（大食細胞《たいしょくさいぼう》）」と呼ばれる細胞が、コレステロールを攻撃することが原因なのです。

マクロファージは、異物であるコレステロールを見つけると、どんどん食べていきますが、消化することはできません。最後には、パンパンに膨れ上がって死んでしまいます。このマクロファージの死骸が血管の壁にたまった状態が「動脈硬化（粥状《じゅくじょう》動脈硬化）」で、心臓病や脳卒中の原因となります。

さらに、マクロファージの死骸が破裂すると、中にある炎症性サイトカインや外敵を攻撃するための物質がまき散らされ、慢性炎症をさらに悪化させ、全身の細胞にも悪影響を与えていくと考えられています。

なぜ脂肪細胞は炎症性サイトカインを出してしまうのか？

さて、ここで重大な疑問があります。肥満になると脂肪細胞はどうして炎症性サイトカインを過剰に放出してしまうのかということです。妙なメッセージを出すから、病気になってしまうのです。「できれば、やめてもらいたい」と、中年太りが始まった人たちの悲鳴が聞こえてくるようです。

この仕組みを知ることは、あらゆる生活習慣病の予防に直結しますので、世界中の科学者が取り組んでいる、大注目の研究課題です。残念ながら、まだ完全に解明されたとは言えませんが、次々と発表される論文を見ていくと、いくつかの可能性が見えてきます。

一つには、肥大した脂肪細胞自身からしみ出した「脂肪酸」が、細菌などを感知する受容体を刺激する性質を持っているため、敵が来たと勘違いして炎症性サイトカインを出し始めるというものです。こうした機構は脂肪細胞だけではなく、周囲にいる免疫細胞を巻き込む形で広がっていきます。

炎症性サイトカインは「敵が来たぞ！」という警告サインですから、これを受け取った細胞は次々と同じようなメッセージを発信して、増幅していく仕組みになっています。これは、インターネットの「炎上」に似ています。いったん、誰かが騒ぎ始めると、周囲の注目を集め、どんどんエスカレートしていくのです。つまり、「勘違いから始まった炎上」、という説です。

また、肥満の人の場合、血液中に「ＬＰＳ（リポ多糖）」と呼ばれる菌体成分（いわば、細菌の死骸）が増加しているため、これも炎症性サイトカインを増やすことにつながります。

ＬＰＳの発生源としては、「腸」が疑われています。肥満に至るような高脂肪の食生活を続けると、腸内細菌の生態系である「腸内フローラ」に乱れが生じ、腸内環境が悪化します。すると、腸のバリア機能が低下して、「リーキーガット（漏れやすい腸）」となり、腸管の中から血液中へと、細菌の死骸が入り込んでくると考えられています。

単なる勘違いだけではなく、実際に細菌の成分が入り込んだせいで炎症性サイトカインを出している場合もある、というわけです。この他にも、さまざまな要素が重なり合って、最終的に慢性炎症につながるとされています。

やっかいな慢性炎症を鎮《しず》めるために、海外では免疫を抑制する薬を使った治療も始まっていますが、副作用の懸念があります。もっと自然な方法はないものか？　そこで、いま期待されているのが、「筋肉」が出すメッセージ物質を利用することです。

健康のカギ――筋肉が出すメッセージ物質

デンマークの首都・コペンハーゲンは、自転車の街として有名です。道には自転車専用レーンが整備されており、朝晩は特に、大勢の市民が通勤・通学に利用しています。かなりのスピードで走ってくるため、慣れない外国人はうっかりすると「自転車にひかれそうになる」経験をすることになります。

そんな街にふさわしく、筋肉が出すメッセージ物質を研究しているのが、コペンハーゲン大学教授のベンテ・ペダーセンさんです。**筋肉が出すさまざまなメッセージ物質は、「マイオカイン」と呼ばれています**。「筋肉の」を意味する「マイオ」に、サイトカインの「カイン」を付けたもので、ペダーセンさんが名付け親です。

筋肉は体重の40パーセントを占める、人体最大の臓器です。少し前までは筋肉と言えば、体を動かすだけのもので、「臓器」というより「組織」と呼ばれることの方が多かったかもしれません。しかし、筋肉が、私たちの健康に役立つ何種類ものメッセージ物質を発信していることが明らかになり、臓器と呼んだ方がいい存在であることが明確になってきました。このあたりは、脂肪組織も同じです。「筋肉は臓器である」「脂肪は臓器である」という言い方がされるようになってきています。

マイオカインが次々と見つかり始めたのは、脂肪のアディポカインよりも少し後でした。ペダーセンさんがマイオカインを提唱した当初は、「まさか筋肉がメッセージ物質を出すなんて」という否定的な反応と、「それ、あるかもね!」という反応が両方あったそうです。研究が盛んになったのは2000年代以降ですから、このあたりが、「全身の臓器がメッセージ物質を出して語り合っている」という人体観への変革が始まった時期と言えるかもしれません。

マイオカインは、体内のメッセージ物質の中でも、最も研究の歴史が浅い分野の一つですから、まだまだわからないことだらけです。しかし、筋肉は最大の臓器であり、運動による健康効果と深く関わっていると考えられることから、大きな期待が寄せられています。

運動すると大腸がんが予防できるのはなぜ？

マイオカインにどんなことが期待されているか、日本人がかかる「がん」のトップである大腸がんを例にお話ししたいと思います。

「運動すると健康に良い」という話は常識ですが、実は大腸がんのリスクも、運動によって下がることが知られています。その効果は絶大で、食生活の影響より強く出るという報告もあります。

しかし、いったいなぜ、運動すると大腸がんが予防できるのか、まだ明確になっていません。もちろん、運動すれば肥満の解消にもつながりますから、全体的な健康状態を良くする効果があることは間違いありません。しかし、そういった全身状況の改善だけで説明するには、効果が大きすぎるのではないか？　何か大腸がんを直接的に抑え込んでいる、別の仕組みがあるのではないかと考えられています。

その謎の答えをマイオカインに求める研究が、世界中で始まっています。つまり、**運動による刺激で筋肉がなんらかのマイオカインを出し、これが大腸に働きかけて、がんの発生を抑えるという説で、既に、いくつかの候補物質が見つかっています。**マウスの実験では、実際に大腸の前がん病変の発生を抑制する効果が示されたものもあります。人間で証明できるのはまだ少し先になるかもしれませんが、こうした道筋が示されつつあることには大きな意味があります。

運動が健康に良いことは知っていても、日常的に運動を続けられないという人も多いと思います。しかし、マイオカインの研究によって、「筋肉が、がん予防に役立つ物質を出している」と明確になれば、運動の動機付けに大きく貢献します。

さらに、**筋肉がマイオカインを効率的に出すための条件が解明されれば、どんな運動を、どのぐらいの強度・頻度で行えば病気の予防につながられるかもわかるはずです。**やみくもに運動するのではなく、科学的裏付けのある運動ができるようになるのです。また、予防効果を持つメッセージ物質が特定されれば、最終的には薬の開発にもつながっていくでしょう。

大腸がんの他にも、さまざまな病気がマイオカインで予防・治療できると期待され、研究が進められています。中には、「うつの症状が改善した」とか「記憶力が高まる可能性がある」などの報告もあります。そして、ペダーセンさんたちがいま最も力を入れている研究が、メタボの元凶である慢性炎症を抑えてくれるのではないか、というものです。

IL6が慢性炎症を抑える⁉

ペダーセンさんは筋肉がマイオカインを出していることを証明するために、ちょっと荒っぽい実験をしています。健康なボランティアの脚の付け根に、採血するための器具を取り付け、その状態で片脚だけ運動させます。こうすることで、運動した脚の筋肉から出てきたマイオカインを捕まえて調べ、安静にしている側の脚から取ったデータと比較する、というものです。

もちろん、大学の倫理委員会の審査を通過している実験ですが、日本でこの実験方法を申請して通るか、やや疑問です。思わずペダーセンさんに確認してみましたが、審査でそれほど苦労はしなかったとのこと。倫理的制約と科学の進歩の関係性を改めて考えさせられる瞬間でした。

さて、この実験によって、**筋肉から大量に出ていることがわかったのは、「ＩＬ６」という物質です（ＩＬは、インターロイキンの略）。このメッセージ物質に、「慢性炎症を抑える働き」があることがわかってきました。**

これを聞いて、医学に詳しい人の中には、びっくりする人もいるでしょう。なぜかというと、ＩＬ６は「敵が来たぞ！」というメッセージ物質のＴＮＦαと並ぶ、炎症性サイトカインの代表格で、外敵の襲来を警告する物質の一つだからです。慢性炎症を促進することはあっても、抑制するなどありえない、というのが常識でした。

しかし、ペダーセンさんの研究で、ＩＬ６がＴＮＦαを抑え込むことによって、免疫細胞の活性化を抑制する方向にも働くことがわかってきました。詳しい仕組みは、まだ解明の途中ですが、筋肉がＩＬ６を出す場合は、「一気に大量に出て、すぐに終わる」という特徴があり、それが免疫の抑制につながるという仮説をペダーセンさんは示しました。

これには、一定の説得力があります。ＩＬ６とＴＮＦαは似たような作用を持つため、互いに競合関係にあります。こうした場合、相手方を抑制することは免疫の世界ではよくあることなのです(このあたりの面白さは第5章で、もう少し掘り下げたいと思います)。

筋肉は、ＩＬ６をどっと出すことで、いったんＴＮＦαの放出を抑え込み、すぐにＩＬ６を止めて、慢性炎症の拡大を防いでいる可能性があります。

慢性炎症を防ぐＩＬ６の出し方とは、どんなものか、それを最大限活用できるのはどんな運動か。いままさに研究が続けられています。

ＩＬ６の他にも、いくつものマイオカインが見つかっており、いまのところ健康に寄与する物質がほとんどです。１日も早く、詳細なメカニズムを解明し、効率的な運動法を教えてもらいたいものです。とりあえず、研究の成果を待っている間は、健康に良いマイオカインが筋肉からドバドバ出る様子を頭の中で想像しながら、ウォーキングやランニングにいそしむことにしましょう。

ところで、ここまでで一つ、説明できていない根本的な疑問があります。筋肉はなぜ、運動をしたときにだけ、健康になれるマイオカインを出してくれるのか？　ということです。前にも似たような「ケチケチしないで、いつも出してよ」という話がありましたが、今回はどんな理由があるのでしょう？　これについては、次に取り上げる「骨」とまとめて考えた方が理解しやすいので、次章への宿題としたいと思います。

メッセージ物質は「文脈で」意味が変わる

さて、ここまで来れば、メッセージ物質の基本をすべておさえることができます。最後に注目してもらいたいポイントは、**メッセージ物質が持つ意味を、人間の言葉と一対一に対応させるのは非常に難しい**、ということです。

ＩＬ６は免疫細胞を活性化させる合図となる「攻撃だ！」という意味があると同時に、活性化を抑制する「落ち着いて！」という意味にもなります。こじつけで、両方の意味を持つ言葉を考えることは不可能ではありませんが、あまり本質的でないのでやめておきます。メッセージ物質は、場合によって意味が変わる、と理解した方がよほどシンプルです。

こうした例は、他にもたくさんあります。メッセージ物質は、細胞同士の複雑なコミュニケーションツールとして、タイミングや量、他のメッセージ物質との組み合わせ、さらには受け取る側の状況などで、多様な意味を持ちます。

第1章でメッセージ物質は誰かへの指令ではなく、Twitterのつぶやきに近いと述べました。つぶやきも、タイミングや周囲の状況次第で、受け取られ方はまちまちです。不特定多数による、ヨコのつながりのオープンなコミュニケーションにおいては、社会的な文脈によって発言の意味が解釈されます。

一方、タテ社会の原理に基づく、古典的なホルモンには、誤解を許さない「指令」に近い性質があるため、言葉との対応が付けやすくなります。メッセージ物質発見の歴史で言うと、指令に近く、はっきりとした意味が認識できるものから先に見つかってきた、という見方もできそうです。

心臓が出す「疲れた、しんどい」のANPや、腎臓が出す「酸素が欲しい」のエポなども、かなり明確な意味を持ち、わかりやすい物質です。これに比べ、文脈に大きく影響されるその他のメッセージ物質は、後になって発見される傾向があるようです。

IL6の発見者で、世界的な免疫学の権威である大阪大学名誉教授の岸本《きしもと》忠三《ただみつ》さんには、番組の開始前から何度か取材でお世話になりました。

岸本さんは、メッセージ物質発見の歴史は血液中の濃度の違いにも関連していると指摘しました。古典的なホルモンに比べ、サイトカインは血中濃度が格段に低い。技術が進歩するにつれ、だんだん濃度の低い物質まで発見できるようになり、全体像がつかめるようになってきたのだ、と言うのです。

岸本さんはさらに、こう続けました。

「若い研究者は、いまはもう何もかも発見しつくされて、研究するべき課題がなくなっていると言う。でも、私が若いころにも同じようなことが言われていた。フロンティアはいつの時代にもある」

この言葉は、長きにわたり研究を続け、いまなお最前線に立つ科学者の口から発せられると、特別な重みを持って感じられました。


脂肪・筋肉のメッセージからわかる病気と健康の綱引き

さて、ここまでで、メッセージ物質の基本がすべてわかり、さらには、メタボの本質が、脂肪細胞が出すメッセージ物質・アディポカインによって引き起こされる慢性炎症であること、その結果、さまざまな病気に派生していくことも見えてきました。

また、筋肉が出すマイオカインが慢性炎症を抑制しており、病気を予防する方向に働くと期待されていることもわかりました。いわば、**メッセージ物質は、病気にする力も、病気を防ぐ力も持っている**、ということになります。

マイオカインは最新の研究分野ですが、もちろん、人体の中で最近、急に出始めたわけではありません。もともとあったものに、いまになって気づいただけの話です。ということは、私たちの体の中には、そもそも病気を防ぐ仕組みが存在していたことになります。

そうだとすると、私たちが病気になることの意味を、少し考え直す必要がありそうです。ただ単に、どこかが故障しただけで病気になるほど、人体は弱々しいものではありません。常に病気にならないよう、「引き戻す力」が働いています。それでもなお、病気になってしまうということは、復元力を超える力が働いてしまった、ということを意味します。

このことも、「病気とは何か?」「健康とは何か?」を考えるときに重要な要素の一つとなります。さあ、人体をもっと深く理解していくために、さらに歩みを進めていきましょう。

第4章 骨

シリーズ第3集がテーマとしたのは「骨」でした。体内で行われる「臓器同士の会話」には、骨も参加しています。

骨の一般的なイメージは、硬いカルシウムのかたまりといったところでしょうか。体を支える重要なものという認識はあっても、「そもそも骨って生きてるんだっけ?」と思う人もいるかもしれません。でも、骨は間違いなく生きていますし、人体の中でもかなり「おしゃべりな臓器」です。

それにしても、シリーズのここまでのラインナップを振り返ると、地味な臓器である腎臓に始まり、臓器とさえ呼ばれなかった脂肪と筋肉、そして、生きているかも怪しい骨へと、どんどんマイナーになってきた印象もあります。

しかし、司会の山中伸弥さんからは、この並び順にお褒めの言葉をいただきました。骨の中にどれほど面白い世界が広がっているかをよくご存じの山中さんには、ここで骨が登場することが、ふさわしいと感じていただけたようです。

さて、本書では、まず番組を振り返って、骨が全身にどんなメッセージを出しているかを概観した後、骨の中にあるミクロの世界に目を向けていこうと思います。

人体は巨大な情報ネットワークと言えますが、一つひとつの「臓器の中」にもネットワークが存在し、細胞同士が語り合っています。中でも骨には多彩な細胞が存在し、骨髄という非常に興味深い世界も内に秘めていますから、おそろしくにぎやかな場所と言えます。骨を知ることで、人体のネットワークの構造に対する理解を深めていきましょう。

若さを保つ！　全身に語りかけている骨

いま、骨が出すメッセージ物質は、筋肉が出すマイオカインと同様に、最先端の研究分野となっています。代表選手とも言えるのが「オステオカルシン」という物質です。オステオカルシンは、２００７年にコロンビア大学教授のジェラール・カーセンティさんのグループが発表した論文によって、全身におよぼす影響が注目され始めました。その後も、主にマウスを使った実験で、さまざまな効果が証明されつつあります。

まず、糖尿病の予防効果。オステオカルシンは、膵臓《すいぞう》や腸、肝臓、脂肪など、たくさんの臓器に働きかけており、「インスリン」や「インクレチン」など、糖尿病の発症に影響する他のメッセージ物質の量を変化させます。これが、糖尿病を起きにくくする方向に働くことがわかってきました。

また、最近の発見では、記憶力をアップする効果も期待されています。脳で記憶を司る「海馬」という部分が、オステオカルシンを受け取っていることがわかりました。オステオカルシンを作れないマウスでは海馬が小さくなり、記憶力も低下するといいます。

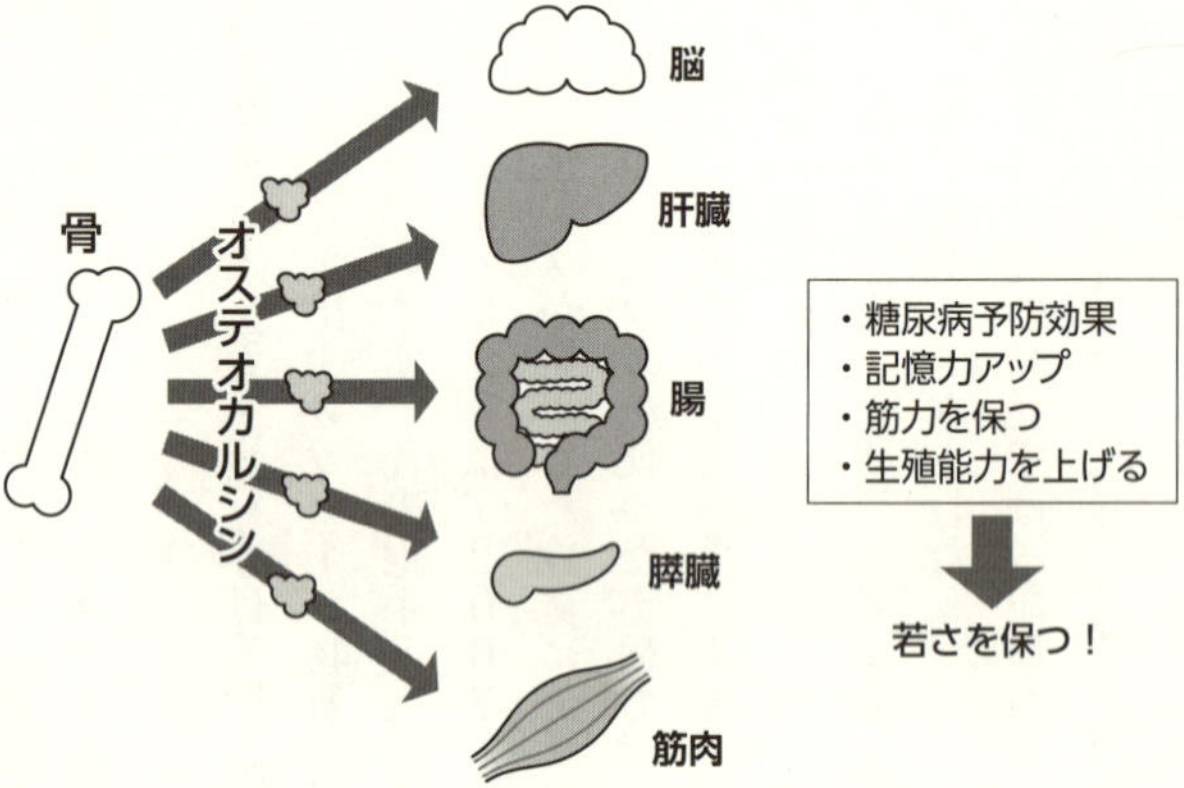

オステオカルシンのさまざまな効果

さらに、筋力を保つ効果や、生殖能力を上げる効果も見つかりました。この他、世界中でさまざまな研究結果が出ていますが、**全体的に見て、オステオカルシンは「若さを保って！」というメッセージとして働いていると**考えられています。

もう一つ、骨が出す注目のメッセージ物質は、「オステオポンチン」です。これは、「免疫力をアップせよ！」というメッセージとして働きます。免疫細胞の数を増やす重要な効果がある一方で、「老化を加速する」という可能性を示す研究も多くあります。免疫力を上げるメッセージは、前章で出てきた慢性炎症を悪化させる方向にも働いてしまうため、諸刃《もろは》の剣《つるぎ》となっていると考えられます。

このように、さまざまなメッセージ物質を

出しながら、骨は若さや老化のスピードに大きな影響を与えていることがわかってきています。第2章「腎臓」で紹介したメッセージ物質・FGF23も、骨が出す物質で、腎臓にリンの量を知らせることで、老化のスピードと密接に関わっていました。

いったいなぜ、骨が若さをコントロールしているのでしょうか？　どうやら人類の進化にも関連した、重要な意味があるらしいのです。

では、骨と若さの関係を知るために、骨の中の世界へ入っていきましょう。

骨の中で生きている数々の細胞たち

骨は日々、入れ替わっていくという話を聞いたことがあるでしょうか？　人間の体は、ずっと変わらないように見えても、常に作り替えられています。「動的平衡」という言葉で表現されることもある、生き物の根本的な性質です。爪や髪、皮膚などの新陳代謝は目に見えて実感しやすい例ですが、同じようなことは内臓でも起きています。そして、それは、硬い組織である骨でも同じなのです。

骨の作り替えは、「破骨《はこつ》細胞」が骨を溶かし、「骨芽《こつが》細胞」が骨を作ることで行われます。両者のバランスが取れているとき、骨は一定量に維持されますが、破骨細胞の働きが優勢になれば、骨がスカスカになって骨粗鬆症になります。逆に骨芽細胞が優勢になれば、骨

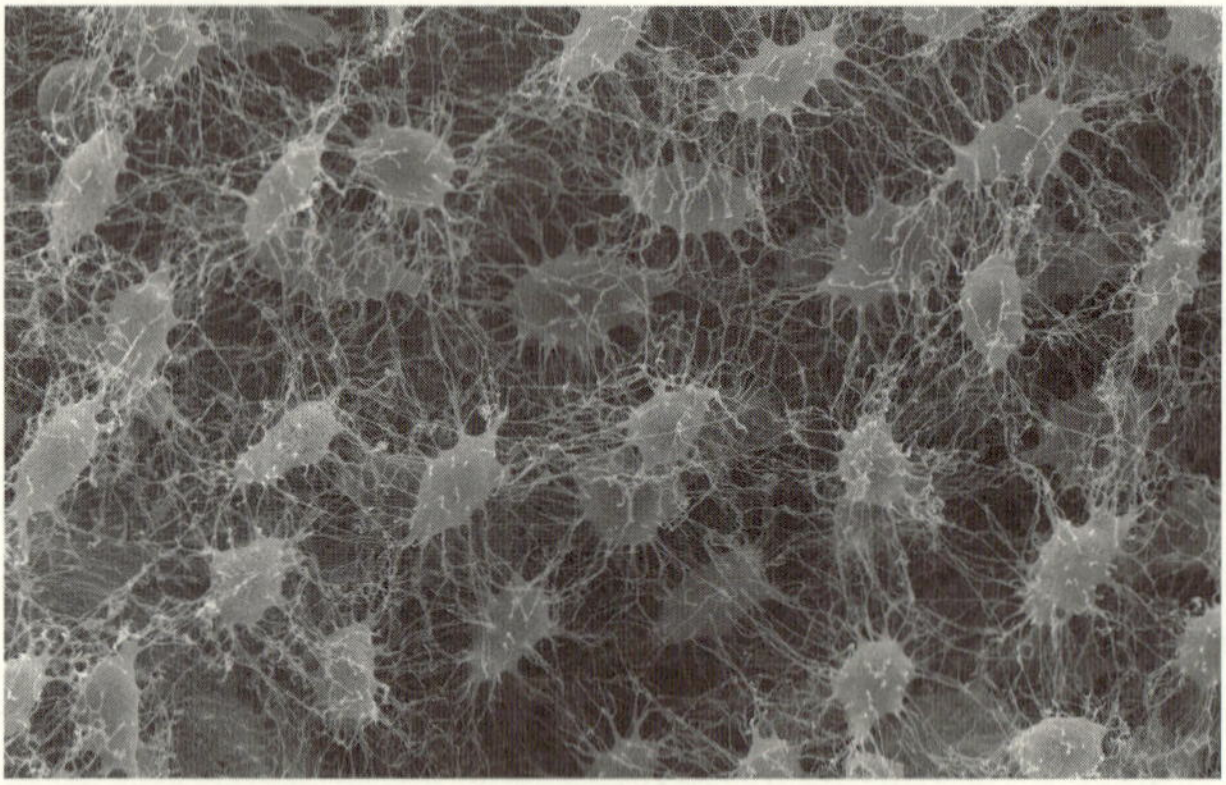

骨細胞が作る網の目／画像：甲賀大輔博士（旭川医科大学）

がどんどん増えていくことになります。どちらが良いも悪いもなく、両方の細胞がいないと骨の作り替えはできません。

そして、もう1種類、大切な細胞がいます。その名も、「骨細胞」。この細胞がいるのは、骨の硬い組織の中です。

電子顕微鏡を使って撮影した骨細胞の写真を見ると、非常に特徴的な形をしています。細胞一つひとつが、植物の根のような細長い突起を何十本も広げ、隣の細胞としっかり結びついているのです。無数の骨細胞たちが、脳の神経細胞にも似た見事な網の目を作り、骨の隅々まで広がっています。

骨細胞は、元をたどれば、骨を作る骨芽細胞から変化したものです。一生懸命、骨を「建設」していくうちに、自分で自分を閉じ込めてしまったのです。ですから、少し前までは、骨細胞は役目を終えて引退した細胞だと信じられていました。

硬く無機質なリン酸カルシウムに囲まれて、特にやることもなく、残りの生涯を過ごす……と思いきや、実は骨細胞たちは、まだまだ現役でした。むしろ全身の若さを保つために重要な役割を果たしていることが、最新の研究でわかってきたのです。

衝撃センサーとしての骨

骨の中で暮らす3種類の細胞たちは、互いにメッセージ物質を出し合って、骨の内部でネットワークを作っています。骨細胞は、いわばこの内部ネットワークの「大御所」。他の細胞たちに大きな影響を与えていました。

たとえば、骨細胞が出すメッセージ物質「スクレロスチン」は、骨芽細胞に働きかけ、骨の形成にブレーキをかける役目を果たしています。骨細胞は、この物質によって骨の全体量をコントロールしているのです。

番組に出演してくれたある男性は、遺伝的にスクレロスチンが作れない病気、硬結性骨化症をわずらっていました。骨が際限なく増え続ける病気です。なんと4年に一度、頭蓋骨を取り外し、内側を削るという壮絶な治療を受けていました。そうしないと、分厚くなり続ける頭蓋骨が脳を圧迫し、生命の危険があるためです。

一方、なんらかの理由でスクレロスチンが過剰に出てしまうと、骨密度が急速に低下して骨粗鬆症になります。番組のもう一人の出演者は若きアスリートでしたが、骨がボロボロになってしまったというエピソードをご紹介しました。

骨細胞は常に、骨が適切な量になるよう、スクレロスチンをコントロールしています。どうやって決めているのでしょうか？

そのヒントは骨細胞の形にありました。骨細胞は、硬い組織の中に張り巡らせた網の目で、衝撃を感じ取るセンサーとして働いていたのです。走ったり跳んだりすると、骨には衝撃がかかり、ひずみが生まれます。このひずみを骨細胞の網の目が検知し、スクレロスチンの放出量を変えるのです。

外からの衝撃の強さに応じて、骨の強度を変えるという仕組みは、とても理にかなっていると言えるでしょう。

さらに重要なこととして、**全身の若さを保つという骨の働きも、骨への刺激が多いほど、活性化する傾向にある**ことがわかってきました。

衝撃センサーとしての骨細胞の働きは、人体の「運動を検知している」という見方もできます。前の章で運動したときにだけ筋肉がマイオカインを出し、健康に役立つという話

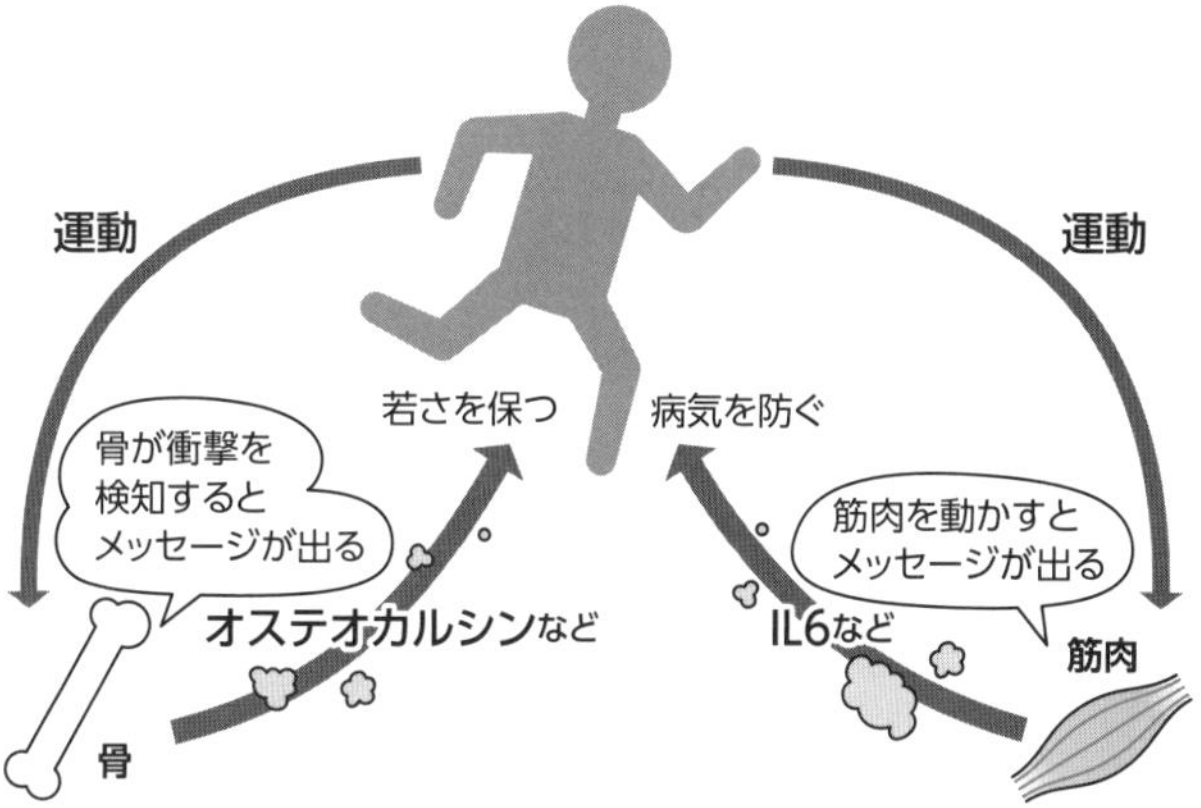

運動すると健康に役立つメッセージ物質が出る

をしましたが、それは、骨にもあてはまる話だったのです。

どうやら、人体のネットワークは運動すると健康になるよう設計されているようです。でも、いったいなぜなのでしょうか？　これは進化の視点で考える必要がありそうです。

カーセンティさんは番組のインタビューで、こう語りました。

「進化の過程で活動的な個体を生き残らせるためです。狩りをするための筋力、記憶力、子孫を残す精力など、すべてが生き残りに必要です」

骨は衝撃センサーであり、運動を検知している。たくさん運動している活動的な人が、若さを保てるように人体はできている。だから、運動すると若さを保つメッセージ物質が出る。逆に言えば、運動しないでいると、その仕組みが働かなくなっていくわけですから、恐ろしい話です。

骨折などで寝たきりになると、死亡率が急激に上がることが知られています。また、現代人は健康なときでも、昔に比べれば歩いたり走ったりする時間が激減しています。健康長寿を目指すなら、やはり体を動かさなければいけないようです。

若さを保つさまざまな仕組みが明らかになっていくにつれ、骨にどんな刺激を与えればいいのか、より詳しく具体的な情報も出てくることでしょう。

でも、ここで念のため、一つご注意。骨に衝撃がかかると良いといっても、激しい運動でなければダメというわけではありません。無理をして骨折でもしたら、元も子もないので、自分に合った運動をしてください。また、「骨を直接叩《たた》いたら？」という冗談のような話もありますが、効果があるかまったく不明です。アザだらけになって終わり、という可能性が高いので、どうかやめてください。

補足・「活動的な個体を生き残らせる」とは？

進化の話に詳しい方のために、少し補足しておきます。カーセンティさんの発言にあった、「活動的な個体を生き残らせる」とはどういう意味か？

もし、集団選択的な立場をとるならば、活動的な個体で構成されているグループの方が生存確率が高まることは容易に想像がつきますが、「運動しているときだけ、若さを保つ」という戦略は、果たして個体にとっても有利になるのか、という疑問がわくでしょう。

一つには、「エネルギーの振り分け」という考え方ができます。活動的な状態であれば、食べ物を獲りに行けるので、エネルギー的に潤沢であり、体全体のメンテナンスに力を入れられます。若さを保ち続けることにメリットがあります。

一方、病気やケガで一時的に運動ができなくなった場合には、食べ物を獲りに行けず、エネルギーが不足しますから、生命維持に直接関わらない部分のメンテナンスは、いったんやめた方が生存につながると考えられます。病気やケガが治り、また活動できるようになったときに、再び若さを取り戻すという戦略をとればいいわけです。

しかし、どうやらこの説明だけでは不十分と言えそうです。長寿について考えるとき、とりわけ人間のように、生殖年齢を超えて生きる状況を考えるときには、「個体の自然選択」だけで話を進めることには、少し無理があるように思います。そのことも含めて、この先で、考えていきます。

長生きするにはどうすればいいか？

ここから少し、進化の観点で、長生きの秘訣について考えてみたいと思います。

長い進化の歴史の中で、人体には、「子孫を残すために有利になるプログラム」がたくさん組み込まれています。子孫を残すためには健康でいる必要がありますから、「健康でいるためのプログラム」とも言えます。

ただし、そう言えるのは、生殖可能な年齢までの話です。生殖可能年齢を過ぎると自然選択は原理的に働きません。そうだとすると、進化の果実は、私たちに生殖年齢を超えた長生きを保証してはくれない、ということになります。

つまり、若いうちは特に何も考えずに行動していても、ある程度、健康でいられるようにプログラムされていますが、歳をとってからはそうはいかなくなります。

いや、若いうちだって、本能のままに生きていいとは限りません。子孫を残すために有利であったとしても、健康で長生きするためには良くない行動もたくさんあるでしょう。暴飲暴食、無理がたたって、生殖年齢を超えるころに、とたんに若いときのツケが回ってきても、子孫を残し終わった後であれば進化的には関係ありません。

要するに、**本能は私たちを長生きさせてくれるようには、全然、できていない**のです。

これはまさにイギリスの著名な生物学者リチャード・ドーキンスが提唱した、「利己的な遺伝子」という考え方につながるものがあります。進化の仕組みを考えるとき、生物は遺伝子の乗り物に過ぎない、と彼は言います。遺伝子にしてみれば、「生殖が終わってしまえば、個体の方は死んでもらってオッケー！」というわけです。

ずいぶんシニカルな見方にも思えますが、産卵を終えると死んでしまうサケの姿を見れば、それが生命の本質の一つであることは認めざるをえません。さあ、利己的な遺伝子様たちによって、まったくアテにできない本能を授けられてしまった私たちは、どうすれば長生きできるのでしょうか？

実は、その答えも、遺伝子の中にありそうです。先ほどの話だけでは、「長寿をもたらしてくれる遺伝子はない」と思うかもしれません。しかし、世界中で行われている老化の研究を見れば、決してそうではないことがわかります。

私たちの遺伝子の中には、長寿をもたらすもの、いわば長寿遺伝子が見つかっています（サーチュイン遺伝子が特に有名ですが、ここではもう少し一般的に、寿命を延ばす可能性があるものを総称します。一つの遺伝子ではなく、遺伝子群である場合も含みます）。

長寿遺伝子は「持っていれば長生きできる」というものではなく、そもそも誰もが持っていて、スイッチのようにオン・オフされます。ですから、オンになったときだけしか効果を発揮しません。このスイッチは私たちの生活習慣、行動などによって切り替わります。

つまり、**長寿遺伝子はすべての個体を長生きさせてはくれず、その個体の生き方を見極め、長寿にするかどうかを決めている**のです。

では、どんな生き方をすると長寿スイッチがオンになるのか? それぞれの長寿遺伝子に関して研究が進められ、さまざまな「長寿のコツ」が見つかってきました。たとえば、カロリーを制限すると長寿になるという話は、ご存じの方も多いでしょう。

しかし、進化論的に考えれば、長寿遺伝子をオンにするために役立つ、もっと大きな原理、いわば**「究極の長寿の秘訣」は、はっきりしている**と思います。

それをひと言で言えば、「子孫の繁栄に資する行動を取ること」です。歳をとっても、子孫の生存の役に立っている個体は、結果的に自分の遺伝子を多く残せます。従って、そういった行動を取っているときにオンになる長寿遺伝子が、進化の過程で有利となり、残っているはずです。

子孫といっても、必ずしも「自分の子や孫」という意味ではありません。所属する社会(そこでは、自分に近い遺伝子を持っている人が多くいる)において自分より若い世代に役立てば良いのです。ですから、「次世代」と言う方が正確かもしれません。

人体は進化の過程で、次世代の役に立つ行動をしていると長寿になるよう、プログラムされている。これは進化の仕組みから導き出される当然の結論です。そうだとすると、「運動すると長寿になる」ことの根本も、ここにあるのではないかと思えてくるのです。

よく動き回ることは次世代の繁栄の役に立ちます。たとえば、家族に食べ物をとってきてくれる、おじいちゃん。孫の世話をしてくれる、おばあちゃん。そんな人が長寿遺伝子をオンにできるよう進化していることに、何の不思議もありません。

そうだとすると、心のあり方も大切かもしれません。よく動き回っていても、食べ物を独り占めにするような強欲者は次世代の役に立ちませんから、長寿遺伝子をオンにすることはできないかもしれません。カロリーを抑制するとなぜ長寿になれるのか？　人に分け与える優しさ、そんなものも、なんらかの形で測られている可能性があるのです。

なんだかだんだん、養生訓というか、説教じみた方向に来てしまいましたが、すべて科学的に、冷徹に考えていった結果であって、あらかじめ何かの意図を持って話を進めたわけではありません。それが逆に、恐ろしく感じるほどです。自分自身は果たして長寿遺伝子をオンにできているのか？　正直、自信がなくなってきます。

もちろん、遺伝子はその人の行動を本当に「見ている」わけではありませんから、しっかり運動して、心穏やかに生活していれば、実際はあまり子孫のためになっていない人でも、長寿遺伝子はオンになるでしょう。悪く言えば、〝遺伝子を騙《だま》す〟ことは可能です。もちろん、そんなことをするより、本当に次世代の役に立った方が何倍も気持ちが良いはずですが……。

人間は長生きしていい！

進化論の考えに立って考えてみると、生殖年齢を超えた長寿をもたらす長寿遺伝子は、必然的にオン・オフのスイッチ式になっていなければならないことに気づきます。

というのも、もし「生殖年齢を超えた個体を、常に長生きさせる遺伝子」があったとしても、生殖の有利・不利には影響しないので、個体の自然選択には中立だからです。むしろ、食べ物が少ない時代においては、次世代の食べる分を奪ってしまいますから、急速に淘汰《とうた》される遺伝子と言ってもいいでしょう。

「次世代の繁栄に資する場合のみオンになる」という性質を持っている長寿遺伝子だけが、自然選択において有利に働くのです。

ただし、**「長生きすれば必ず、次世代の繁栄に資する生き物」がいた場合は、常にオンの長寿遺伝子でも、進化の過程で有利になる可能性があります。そして、人間はそれに近い生き物なのかもしれません。**そのことを、私たちの遺伝子が証明してくれています。

人間は他の動物に比べて、非常に長寿です。特に、生殖年齢を超えてこれほど長く生きられる動物は、そういません。もちろん、医療の進歩の影響もありますが、人間は長寿につながる仕組みが、他の動物より発達していると考えて間違いないと思います。

その多くは、メッセージ物質を介した人体のネットワークによって支えられています。第2章「腎臓」では、骨が出すメッセージ物質・FGF23を腎臓が受け取り、血液中のリンを絶妙にコントロールしていることをご紹介しました。人間はリンの調節力において、他の動物より圧倒的に優れており、それが長寿を可能にしていました。

こうした仕組みは、進化の過程で私たちの遺伝子に書き込まれてきたと考えられます。長寿につながる仕組みが他の動物よりも発達しているという事実は、人間が他の動物と比べて、長生きすると次世代の繁栄に資する確率が高い動物であることを意味しています。

ややこしい話に聞こえるかもしれませんが、要するに、**遺伝子は私たちに「長生きしなさい」と言ってくれている**のです。

これは非常に大事なことです。「次世代の繁栄に資する個体だけが、長寿になる。それが自然の摂理だ」という話をすると、「じゃあ、役に立たなくなった老人は死ねということか⁉」という誤解をされかねないのですが、決してそうではありません。むしろ、人間の場合はその逆なのです。

高度な知性と複雑な感情を持つ人間という生き物にとって、繁栄に資する、役に立つ、ということの意味は、単に働いているとか、目に見える貢献をしていることだけではないはずです。極端な話、「先輩たちが、ただ長く生きてくれている」だけでも、十分、繁栄に資することだと言えるのではないでしょうか?

人間は、自分自身も老いていくことを知っています。いつか必ず死ぬことを、はっきりと認識しつつ生きている生物は、他にいるのでしょうか? 先輩たちの存在は、心の支えであり、繁栄の礎です。

そう考えていくと、人生後半を迎えた人間に課されている使命は「役に立たなくなったら死ね」などという、単純なものではありえません。若い世代が、「あの人のように生き、あの人のように死にたい」と思える人生を歩むことが求められています。

「ただ生きているだけ」でも意味がある人間の遺伝子は、あなたにこう要求をしているのではないでしょうか?

「生きよ、そして、できるだけ周囲の人間が納得する形で死ね」

これはこれで、現実的には相当、難しい課題であるに違いありません。

「利己的な遺伝子」への誤解

ところで、先ほど出てきた「利己的な遺伝子」という言葉は、誤解されている場合も多いのですが、決して、「遺伝子が利己的＝個体が利己的」という意味ではありません。ですから、ここまでの話とまったく矛盾しない考え方です。

「利己的な遺伝子」を解釈する際は、まずDNAの上にたくさんの遺伝子が乗っているところをイメージして、個々の遺伝子たちが、できるだけ自分自身のコピーを増やそうとがんばっている、という状況を考えた方が良いと思います。個体の遺伝子が全体として利己的なわけではないからです。

個々の遺伝子の中には、個体に「利《り》他《た》的」な行動をさせる遺伝子も、たくさん含まれています。それを「優しさ」と捉えるか、遺伝子が残る確率を上げる「(遺伝子にとって利己的な)戦略」と捉えるかは、単なる解釈の問題です。科学者の思考手段としては「利己的」と考えると最もシンプルに説明がつくというのが、ドーキンスの主張だと思います。

ですから安心(?)してください、**あなたのDNAには「優しさ」を記した遺伝子もたくさん入っています。**

また、先ほど触れたように、ドーキンスは「生物は遺伝子の乗り物」という言い方をしますが、これも、進化の仕組みを考えると、そんな解釈もできるというだけで、本当に生物が遺伝子の乗り物であるかどうかは、まったく別の話です。

正直な話、「人体」の取材をするまでは、あまり好きではない表現の一つでしたが、進化のことを深く考えていくと、「なるほど、そうとも言えるのだな」と思えるようになってきました。

でも、生命の本質は、本当にそこにあるのか？　本書の後半を読みながら、皆さんにも、ご一緒に考えていただけたらと思っています。

探検！　骨髄ワールド

さて、骨の話に戻りましょう。次は、骨の中のもう一つの世界、「骨髄」に入っていきます。硬い骨の中心部には空洞があり、骨髄と呼ばれる組織が詰まっています。ここでは、赤血球や白血球などの血球が作られています。

番組ではあまり触れなかった部分ですが、次章以降でお話しする「病気とは何か？」というテーマを理解するための大切なステップになりますし、なにより、人体の神秘を実感できるミラクルワールドですから、きっと興味をそそられると思います。

とはいえ、ふだんあまり目につかない場所だけに、なかなかすごさが伝わりにくいのも事実です。そこで骨髄の重要さを知る糸口として、まず二つのキーワードから始めてみたいと思います。それは、**「骨髄移植」と「ニッチ」**です。

白血病の治療法の一つである骨髄移植は、ご存じの方も多いでしょう。一方で、ニッチという言葉は、「ニッチなビジネス」などと使われる、あのニッチ。大企業が手を出さない分野で賢く儲《もう》ける中小企業の「隙間産業」と解釈されることが多いので、日本では「ニッチ＝隙間」と思われていて、本来の意味を知っている人は少数派かもしれません。

ましてや、骨髄移植とニッチがどう関連しているかを知る人は、ごくわずかのはず。その人たちこそ、骨の中に存在するミラクルワールドを真に知っていると言えます。さて、あなたはニッチの本来の意味、ご存じでしょうか？

メッセージ物質を利用する骨髄移植の新方法

まずは、「骨髄移植」の話から始めます。白血病は、骨髄の中で異常が起こり、血球をうまく作れなくなる病気です。治療のための骨髄移植では、ドナー（提供者）から正常な骨髄の一部をもらいます。

旧来の骨髄移植は、ドナーを全身麻酔し、腰の骨（腸骨）に針を刺して、中から骨髄を吸い出すという方法でした。全身麻酔は高い安全性がありますが、それでもリスクは存在しますし、骨に何度も針を刺して吸い出す必要があるため、ドナーの精神的、肉体的な負担は小さいとは言えません。

ところが、最近ではまったく違う方法を使うことが増えてきています。まず、ドナーは「G-CSF」というメッセージ物質の注射を、数日間にわたって受けます。このメッセージ物質は、白血球（免疫細胞）がコミュニケーションに使うサイトカインの一種で、主に白血球を増やす働きを持っています。

これを、通常よりも大量にドナーの血液中に投与します。すると、数日後、驚くようなことが起きます。「造血幹細胞」という、平常時にはほとんど骨髄の中にいる細胞が、わらわらと大量に血液中へ泳ぎ出してくるのです。

この**造血幹細胞こそが、白血病患者が必要としている細胞**です。骨髄移植といっても、骨髄全体を必要とするわけではないのです。ですから、血液中に造血幹細胞が出てきてくれれば、もう骨髄に針を刺す必要はありません。泳ぎ出した造血幹細胞を、成分献血の要領で取り出せば、ドナー側の提供は完了となります。

「末梢血幹細胞移植」と呼ばれるこの方法、個人差もありますので、一概にこちらの方が負担が小さいと言いきるわけにはいきませんが、術後のドナーの退院までの日数などの点で、骨髄を直接採取するより影響が小さいようです。なお、個々のケースで条件が変わりますので、実際に方法の選択に直面されている方は、医師とご相談ください。

さて、ここで注目したいのは、わらわらと泳ぎ出してきた造血幹細胞たちです。これまで名前を聞いたことがあったでしょうか？　実は、人体の中でも一、二を争うほど重要な細胞と言って間違いありません。いったいどれほどすごいのか、紹介していきたいと思います。

造血幹細胞のすごさ

造血幹細胞は、血液中のすべての「血球」の元となる細胞です。血球には、赤血球、白血球、血小板の3種類があります。これらはすべて、造血幹細胞が分裂して数を増やし、次第にいろいろな種類に分かれていくこと(分化)で生まれます。三つの血球を順に見ていきましょう。

まず、赤血球です。驚くべきはその数で、骨髄の中で生まれる赤血球の数は、1日およそ2000億個にも上ります。これは、心臓がドキンと1回拍動するたびに、200万個の赤血球が生まれる計算になります。

これらはすべて、造血幹細胞が2個、4個、8個と分裂していきながら、赤血球へと分化してできるものです。出血などがあると、さらに5倍くらいの増産ができると言われますから、造血幹細胞が恐るべき増殖能力を持っていることがわかります。

赤血球は人体の中で最も多い細胞です。その数は、およそ30兆個。人体の全細胞数は、およそ40兆ですから、なんと7割が赤血球で占められています。つまり、血球の元となる**造血幹細胞は、「人体の7割の親」**と言えるのです。このことからも造血幹細胞がどれほど人体にとって重要かわかります。

赤血球は私たちの全身に酸素を届けるために働いていて、赤血球の数を適切に保つことは生存に直結する重要なことです。腎臓が出すメッセージ物質・エポが骨髄に届き、赤血球の数を調節していることは既に紹介したとおりです。

さて、次に紹介したい血球は、白血球です。外敵と闘うための細胞たちで、免疫細胞とも呼ばれ(本書では、場合によって両方使っています)、ここまでにも既に何度か登場しています。

白血球は、赤血球に比べれば数が少ないですが、それでも相当な数です。しかも、さまざまな種類があります。T細胞、B細胞、マクロファージ、顆粒球《かりゅうきゅう》、樹状《じゅじょう》細胞、NK(ナチュラルキラー)細胞……まだまだあって、さらにそれぞれがまた細かく分類できます。たとえば顆粒球は、好中球《こうちゅうきゅう》、好酸球《こうさんきゅう》、好塩基球《こうえんききゅう》に分けられます。

これらは、それぞれが違う役割を持っています。戦場にたとえると、T細胞は免疫システムの司令官、樹状細胞は敵を発見して知らせる伝令係、B細胞は「抗体」という飛び道具を使って外敵を倒し、好中球やNK細胞は最前線で敵に白兵戦を挑んでいる――という個性豊かな面々です。

わかっているだけでも十分多彩なメンバーですが、いまでも「新種の白血球」が発見さ

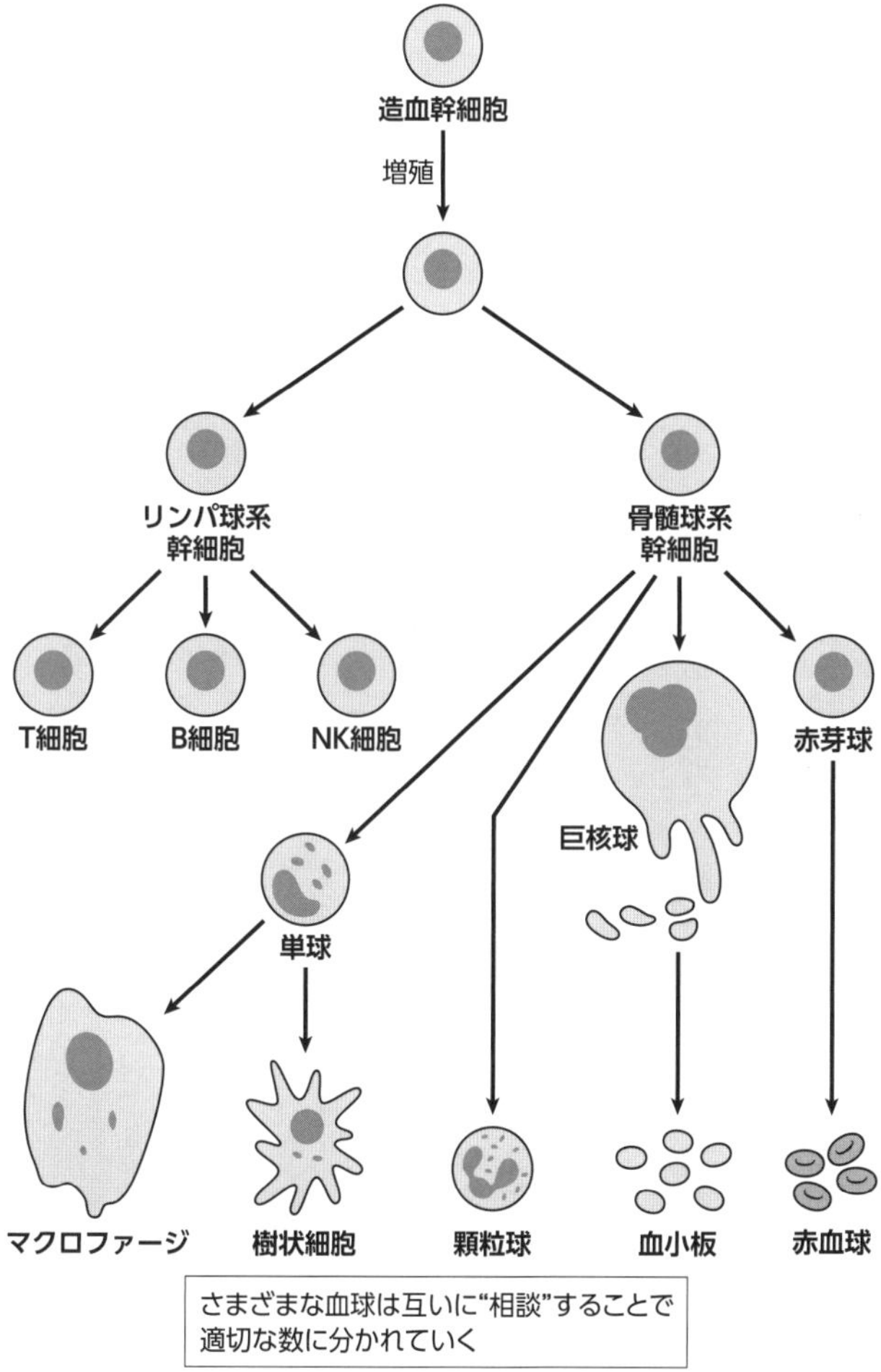
造血幹細胞
増殖
リンパ球系
幹細胞
骨髄球系
幹細胞
T細胞
B細胞
NK細胞
赤芽球
巨核球
単球
マクロファージ
樹状細胞
顆粒球
血小板
赤血球
さまざまな血球は互いに“相談”することで
適切な数に分かれていく

血球の分化

れるほど、未知の部分が多い領域でもあります。これら、**姿形も、性質もまったく違う白血球が、すべて造血幹細胞から分化して生まれます。**

多種多彩な白血球は、数のバランスが取れていないと不都合が起こります。たとえば、伝令係ばかり増えて、前線の兵士がいなくなってしまったら、外敵と闘う任務が立ちゆきません。では、どうやって適切な割合に分化していくのでしょう？

どうやら、造血幹細胞が分裂していく過程で、細胞同士が互いにメッセージ物質（サイトカイン）を出し合って相談しているらしいのです。このとき使われる物質は数十種類もあり、骨髄移植で出てきたG-CSFもその一つです。G-CSFの正式名称は、「顆粒球コロニー形成刺激因子」といって、顆粒球を増やすメッセージ物質なのです。

細胞たちが、これらのメッセージ物質を「君は前線に行ってくれ」「君は飛び道具を作ってくれ」とやりとりしているうちに、何十種もの白血球がバランス良く生まれるようになっています。

この恐ろしく複雑な仕事を、誰かが一括して考えて指令しなくても、みんなで相談しながらできるということは、第9章で見ていく、人体が誕生する過程の神秘と似たところがありますので、覚えておいていただければと思います。

最後に血小板。これはかなり個性派です。造血幹細胞が分裂して増え、その細胞たちが相談して、分化していく中で、「巨核球《きょかくきゅう》」という非常に大きな細胞が現れます。これが、自分の体の一部を次々と切り離して生まれるのが、血小板です。

いわば、「細胞の切れっぱし」という感じですが、生物学の世界では細胞の一種と数えているようです。傷口などに集まって、血を止めるなどの大切な仕事をしています。

さあ、すべての血球が造血幹細胞から生まれることのすごさ、少し伝わってきたでしょうか？　血球が正常に作れなくなっている白血病の人も、健康なドナーからの造血幹細胞の移植がうまくいけば、すべての血球を正常に作れるようになります。造血幹細胞は、私たちの健康にとって欠かせない存在なのです。

補足・人体の細胞は37兆個、は本当か？

ちなみに、先ほど、人体の細胞数はおよそ40兆と紹介しましたが、気になっている方がいるかもしれないので、少し補足します。

日本では昔から、「人体は60兆の細胞でできている」と言われてきました。教科書にもよく登場した数字ですが、かなりおおざっぱな推定で、細胞一つの重さと人間の体重を比べて出した概算のようです。

２０１３年に、もう少し詳しく推定したヨーロッパのグループが論文を発表し、人体の全細胞数はおよそ37兆個としました。最近ではこちらの数字を目にすることの方が多くなってきた印象です。しかし、今回の「人体」シリーズでは37兆個という数字は採用せず、必要であれば、およそ40兆と言うことにしました。理由はいくつかあります。

まず、そのグループの論文では、誤差がプラスマイナス8兆個ほどあるとしています。この誤差は「標準偏差」というもので、その範囲内に収まる確率は、およそ70パーセントです。つまり、かなり幅のある推定なのです。彼ら自身も、「まだ暫定的な値ですよ」と書いていますから、37兆という数字には、こだわり過ぎない方がいいと思います。

また、細胞の7割は赤血球ですから、日々の増減が激しいものです。腎臓がエポをたくさん出せば赤血球は一時的に増えますし、出さなければ減ります。そして、さらに大きいのが、体格による影響です。

推定した研究チームは身長172センチメートル、体重70キログラムを想定したそうですが、たとえば体重がその半分、35キログラムの小学生であれば、赤血球の数もだいたい半分なので、全細胞数もぐんと減ります。小学生の体の全細胞はおよそ20兆といったところでしょう。体重が3キログラムほどの、生まれたばかりの赤ちゃんなら、全身の細胞は3兆個ぐらいです。

逆に、体重が140キログラムの人であれば、37兆の2倍に近い数字になるはずです。

そういう幅を持った数字ですから、「人間の細胞は数十兆個」くらいのざっくりした理解でも十分だと言えるでしょう。

働く細胞たちの「細胞社会」

近ごろ、『はたらく細胞』という漫画が人気となり、アニメ化もされました。赤血球や白血球が擬人化されたキャラクターとして現れ、人体の中を舞台として展開する物語です。人体に興味がある人には、特に楽しめる要素がたくさんあると思います。主人公の「赤血球の女の子」が、迷子になってうっかり脾臓《ひぞう》に入り、あわてて逃げ出す場面などは、思わず吹き出してしまうものがあります。

この漫画のように赤血球を人間にたとえるなら、骨髄では1日に2000億人が生まれていることになります。地球上の人口はだいたい100億人ほどですが(国連の推計では、2017年時点で76億人)、その20倍がたった1日で生まれるという、すさまじいベビーラッシュです。

そして、それとほぼ同じ数の赤血球が、毎日、体のどこかで壊れます。中でも脾臓は、古くなった赤血球を積極的に壊す場所として知られています。マクロファージが、古くなった赤血球を食べてしまうのです。

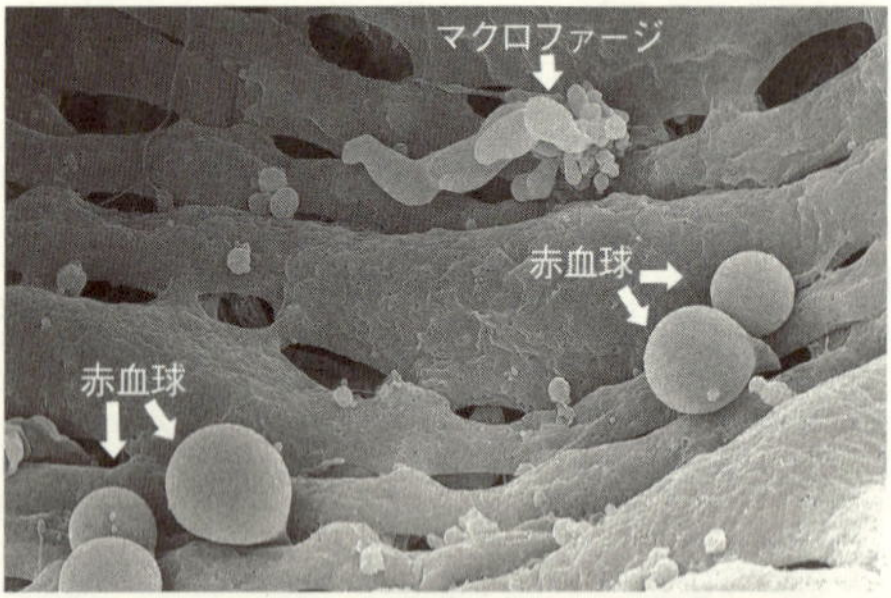

脾臓の中の赤血球とマクロファージ／画像：甲賀大輔博士（旭川医科大学）、久住 聡博士（鹿児島大学）

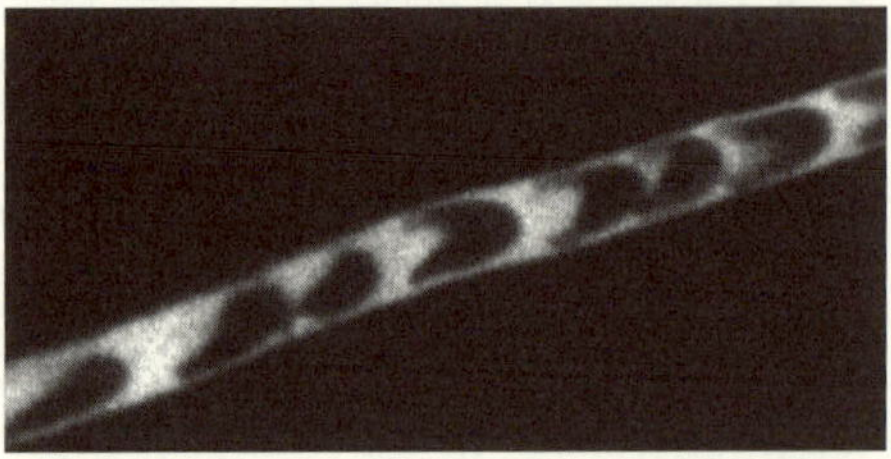
血管内を少しつぶれながら通る赤血球／画像：西村 智博士（自治医科大学）

今回のシリーズで何度もご協力いただいた、電子顕微鏡の達人・旭川医科大学准教授の甲賀大輔《こうがだいすけ》さんは、その現場を撮った見事な1枚をお持ちです。

脾臓の中にある網の目のような構造に、赤血球が引っかかっており、そのすぐそばにマクロファージがいます。網の目の向こう側から体の一部を出し、いまにも赤血球に襲いかかってきそうな、緊張感あふれる場面です。思わず「赤血球さん、逃げて〜！」と叫びたくなります。

一方、自治医科大学教授の西村智《にしむらさとし》さんは、医師でありながら蛍光顕微鏡などの複雑な機械を自ら改造して撮影を行う「メカの天才」でもあり、今回もＮＨＫとコラボレーションした「８Ｋ顕微鏡」によって、世界初の映像を次々と撮ってくださいました。

西村さんの映像では、赤血球が狭い毛細血管の中で、柔軟に形を変えながら通り抜けていくところが動画で鮮明に見えます。古い赤血球は、こうした場所で破れてしまうことがあり、こちらも、血管の中をパトロールするマクロファージに食べられます。

細胞たちは私たちの体の中で、ダイナミックに動き回っており、まさに『はたらく細胞』の世界を見ているようです。そして、造血幹細胞もまた、そんな躍動する細胞の一つです。

造血幹細胞は旅をする

さて、突然ですが、問題です。白血病治療のための骨髄移植で、ドナーから採取した造血幹細胞を、患者の骨髄にどう移すでしょうか?

患者の骨に針を刺して注入するのでしょうか? 実は、違います。答えは、「点滴で静脈に流し込む」のです。ドナーの骨に針を刺して骨髄を吸い出した場合でも、患者に移す際には、「骨の中」ではなく「血管の中」に入れます。

はじめて聞いたときは、「え、それでいいの?」と思いましたが、それでいいのだそうです。患者の血液中に入った造血幹細胞は、いつの間にか骨に入っていき、骨髄の中、本来いるべき場所に定着して、せっせと血球を作り始めるのです。

なぜひとりでに骨髄に入るのか？　まるで骨髄が自分の家であることを知っていて、そこを目指しているようではありませんか！

でも、驚くのはこれだけではありません。造血幹細胞が旅をするのは、骨髄移植のときだけではないのです。実は、いまあなたの骨髄の中にいる造血幹細胞も、かつて旅をしてその場所にたどり着いたのです。

胎児のとき、造血幹細胞はまず大動脈の周辺で生まれ、ほどなく肝臓に引っ越してきて、血液を作り続けます。そして、いよいよ出産が近づき、外に出るぞ、というころになると、いそいそと骨の中に移動してくることが知られています。

取材中、ある研究者に「なぜ骨の中に入ってくるのですか？」と質問すると、「最も重要な細胞だから、硬い骨に守られたいちばん安全な場所に来るのです」という答えが返ってきました。なるほど。でも、聞きたかった答えとは少し違いました。「どうして骨の中がいちばん安全だとわかるのか、どうやって自分の居場所を判断するのか？」という質問でした。

その答えは、まだすべて解明されているわけではありませんが、大枠はつかめています。これもやはり、メッセージ物質の働きが関係しています。**骨の中で、造血幹細胞を呼び寄せている細胞たちがいるのです。そして、ここで非常に重要な意味を持つのが「ニッチ」です。**

ニッチとは何か？

日本では、「隙間」と解釈されることも多いニッチですが、そもそも欧米人が言うニッチには、隙間というニュアンスはほぼありません。元の語源をたどると壁龕《へきがん》という、西洋建築にみられる、壁のへこんだ部分だそうです。教会で聖人の像などが飾られている、あの「くぼみ」です。

隙間どころか、間口が広くて、大切なものを置いておく場所、日本で言えば「床《とこ》の間《ま》」のようなところです。大きな教会では、壁にいくつものニッチがあって、それぞれに聖人像がしっかりと収まっています。その様子から、「それぞれにフィットした、適切な置き場所」というニュアンスが生じてきます。

それが生態学の分野で使われる「(生態学的)ニッチ」という言葉になったと考えられます。この場合、「その生物に適した環境」というような意味で、単純に場所だけでなく、エサなどの環境全般を含めて言います。欧米人の多くはニッチというと、こういった連想の中で言葉を捉えています。

ビジネスの世界で「新たなニッチを見つけた」と言うときも、狭い隙間とは限らず、まだ誰もいない大平原のような巨大市場の可能性もあります。

もちろん、巨大市場がぽっかり空いていることは現実にはほとんどないので、「限られた一部の人向け」という含意もあります。ですから、「ニッチ＝隙間」と思っていても、まずまず話は通じますが、本来の意味とは微妙にズレが生じます。

もし、日本人が壁とタンスの隙間を指さして「ニッチがある」と言ったとしても、欧米人は隙間自体のことを言っているとは思わず、頭の中で生態学的なニッチを思い浮かべて、「この人は、この隙間にすんでいそうな、例の黒い虫のニッチの話をしているのかな？」という、妙な誤解につながってしまうかもしれません。

もともと日本の「隙間」という訳語も、「まだ占有されていない」という意味を表現しただけで（つまり、「まだ入る隙間があるよ」と言うときの、隙間）、物理的な隙間という概念ではなかったのではないでしょうか？　ですから、「ニッチ＝隙間」が、ぴったりの直訳でないことを念頭に置いてさえいれば、言葉の使い方自体が間違っているとは思いません。

さて、話がすっかりそれてしまいましたが、この「ニッチ」が、医学の世界で大変注目されています。

造血幹細胞ニッチ

胎児のとき、あるいは骨髄移植の際に、造血幹細胞が骨髄まで移動してくるのは、そこにニッチが存在するからです。この場合のニッチは、「適切なすみか」というニュアンスで捉えてもらっていいと思います。

実は、骨髄の中にいる細胞たちが、造血幹細胞にとって居心地が良い環境を作っているのです。そこへ、血流に乗って造血幹細胞がやってくると、「おっ、いいとこあるじゃん!」とニッチを見つけて、すみ着くことになります。

では、居心地が良い環境とは何かというと、「造血幹細胞が、造血幹細胞のままでいられる環境」のことです。

「えっ、何それ? 意味がわからない」と思うかもしれませんが、これは私たちの生存の根底に関わる重大なことですので、少しだけ説明します。

造血幹細胞は分裂を繰り返して増殖し、赤血球や白血球に分化していきますが、そのとき、分化せず造血幹細胞のままで残ってくれる細胞がいないと、大変なことが起きます。

もしもある日、なんらかの間違いで造血幹細胞たちが全員、他の細胞へ分化してしまったら……。その人の造血機能は、その日を境に、永久に失われてしまうのです。実際、増殖した細胞の99・9パーセント以上の細胞は分化してしまうのですから、うっかり全部が分化してしまうことだって、あってもおかしくない気がしてきます。ある朝、目が覚めたら、骨髄の中に造血幹細胞がいなくなっていた! これはまさに、恐怖のお話です。

しかし、そういうことは基本的に起こりません。**骨の中の細胞たちが作るニッチに、造**

血幹細胞の分化を止めてくれる働きがあるのです。

ニッチは、いわば「君は、君のままでいて」というメッセージを出し続けており、これを受け取った一部の造血幹細胞たちは分化せず、いつまでも造血幹細胞のままでいてくれるのです。なんとありがたいニッチのパワーでしょうか！

造血幹細胞ニッチの研究が注目されているのは、いくつかの理由がありますが、幹細胞としての機能を保つ技術が再生医療に通じることが挙げられます。

造血幹細胞はｉＰＳ細胞やＥＳ細胞のような「万能細胞」ではありませんが、多彩な血球を生み出す多能性を保持したまま、体内で増殖を続けている希有《けう》な存在です。

それを可能にしている「君は、君のままでいて」というメッセージの仕組みは、まだ解明されていない部分も多くありますが、骨の中にいる、骨細胞、骨芽細胞、血管内皮細胞などが連携して、「造血幹細胞のゆりかご」とも言うべきニッチを生み出していると考えられています。

ところで、そうだとすると、「若さを保つ」という骨の働きは、ここでも発揮されている可能性が高いかもしれません。

運動センサーとしての骨細胞は、骨芽細胞や破骨細胞と連携し、わざわざ遠くの臓器までメッセージを飛ばして、全身の若さをコントロールしていることを既に述べました。

でも、彼らのすぐ近くにいて、毎日お世話してあげている造血幹細胞たちは、造血という大切な仕事の主役であり、全身の若さにも甚大な影響を与えています。「骨細胞が運動を検知して、造血幹細胞に働きかけ、血球の若さを保つ」、そんな仕組みがないと考える方が不自然にすら思えます。実際、そうした研究もあるようですから、いずれ解明されることでしょう。血液の若さを保つためにも、やはりウォーキングを始めねば、と書いている本人も改めて感じております。

人体は「ネットワークのネットワーク」である

さて、骨髄のミラクルワールドをご案内してきましたが、ここでわかった大切なことは、**骨細胞などの「硬い骨の細胞たち」と、造血幹細胞をはじめとする「骨髄の細胞たち」はメッセージ物質でコミュニケーションしている**ということです。

硬い骨と骨髄は、決して別々のものではなく、骨という一つの臓器を構成しています。骨の内部にもネットワークがあると既に述べましたが、それは骨髄にいる細胞たちも含めた、多種多様な細胞たちが連携しているネットワークなのです。

これまで、全身の「臓器たちが語り合う」という人体観を見てきましたが、ここでさらに、一つの臓器の中にも細胞たちが語り合う複雑なネットワークが存在することが見えてきました。人体は「ネットワークのネットワーク」なのです。

骨以外の臓器の中にも、ネットワークは存在しています。たとえば、腎臓の中には20種類以上の細胞が存在しますが、これらも互いにメッセージ物質を使って会話していることがわかってきています。

そして、こうした臓器内部の細胞ネットワークは、直接、他の臓器の細胞とも連絡しています。つまり、臓器を国家にたとえるなら、国と国に外交関係があるだけでなく、細胞という個人レベルでも直接、コミュニケーションしているということです。

人体の中では、臓器同士のネットワーク、細胞同士のネットワークが複雑に絡み合っていて、しかも、整然と機能を続けている。いまの科学ではまだ全体像が見えない、神秘の巨大ネットワークが、人体なのです。

ネットワークの真の姿

さて、ようやく人体のネットワークの全体像が、おぼろげに見えるところまでたどり着きました。ここで、メッセージ物質を使った会話についても、もう一度、捉え直しておきたいと思います。

これまでネットワークやメッセージ物質という概念になじんでもらうために、単純な一部分だけを取り出していました。しかし、全体像を知れば人体のネットワークはもっと興味深いものになると思います。

まず、第1章「腎臓」で登場した、エポ（EPO）から始めましょう。あなたが高地に行って、血液中の酸素が不足すると、腎臓がエポを出します。エポを骨髄が受け取ると、赤血球の増産が始まります。ここまでは既に出てきた部分です。しかし、この話はこれで終わりではなく、先があるのです。

まず、「骨髄がエポを受け取る」というところから、もう少し詳しく言い直すと、造血幹細胞から赤血球に分化していく途中の細胞が受け取ります。「赤芽球《せきがきゅう》」という細胞です（分化の段階がたくさんあって、それぞれ名前がありますが、ここでは赤芽球に代表させます）。

エポを受け取った赤芽球はどんどん増殖して赤血球を増やしていくのですが、ここで必要になるのが「鉄」です。赤血球は酸素を運ぶために「ヘモグロビン」という物質を持っていますが、その材料として鉄が必要なのです。赤血球の増産が続くと、骨髄では次第に鉄が不足してきます。

そこで、赤芽球は、「エリスロフェロン」というメッセージ物質を出します。これは「鉄が欲しい」というメッセージです。そしてこれを受け取るのは、「肝臓」です。

肝臓は鉄分の貯蔵庫として働いており、エリスロフェロンを受け取ると、蓄えていた鉄

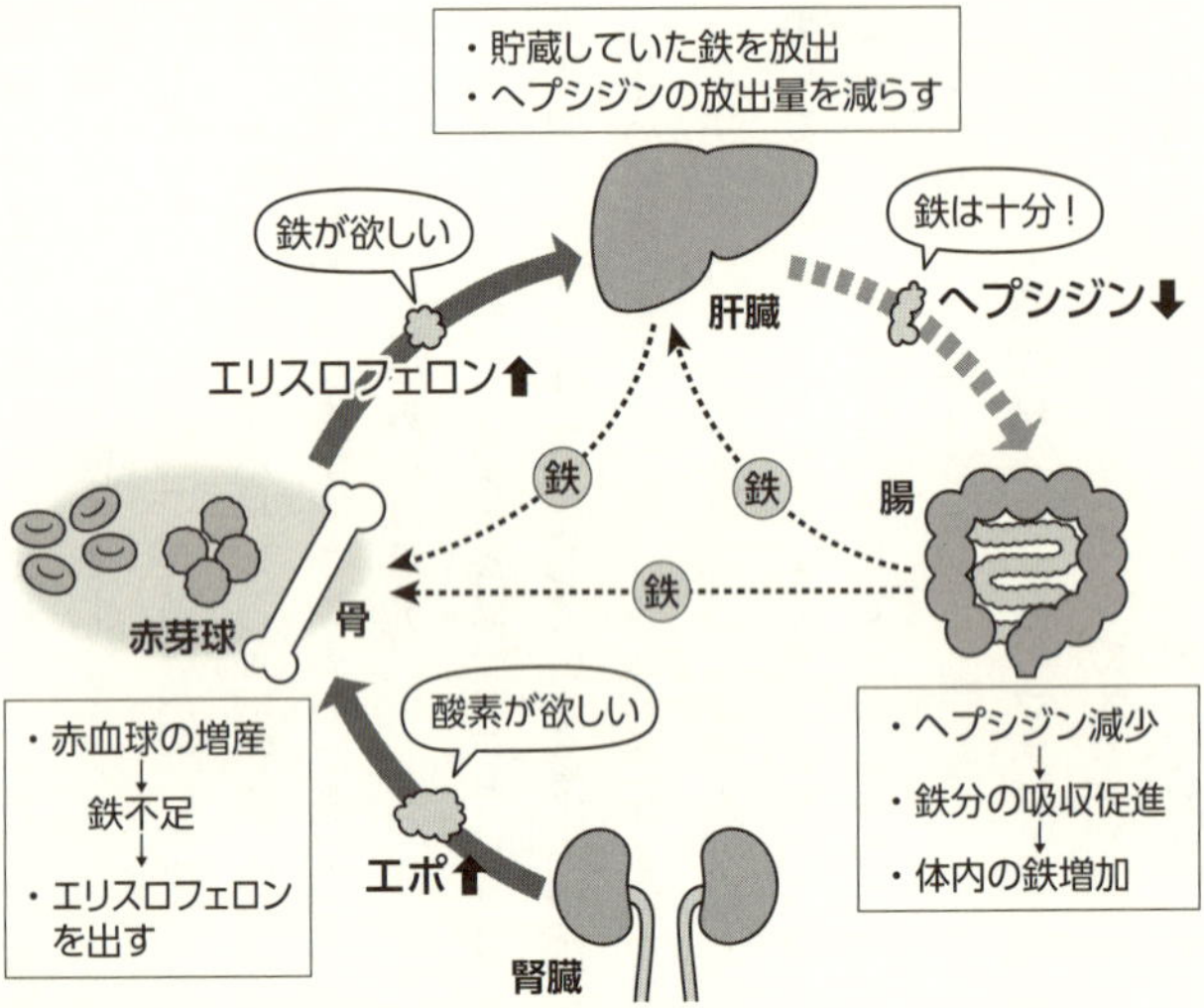

次々とつながる人体のネットワークの反応

分を放出します。さらに、肝臓は、「ヘプシジン」というメッセージ物質の放出量を減らします。

ヘプシジンは、いわば「鉄は十分」というメッセージです。肝臓は常にある程度のヘプシジンを放出しており、これを「腸」が受け取って、鉄分の吸収を抑えています。鉄は、過剰に体内に入るとさまざまな病気を引き起こすので、鉄分の貯蔵庫である肝臓が腸からの吸収量を日常的にコントロールしているのです。

肝臓がヘプシジンを減らせば、腸からの鉄分吸収が増え、赤血球の増産に使われた鉄を補充することができます。また、ヘプシジンは古くなった赤血球を回収するマクロファージの活動にも影響を与えており、鉄のリサイクルも促進されます。

この例では、腎臓から骨（赤芽球）へ、骨から肝臓へ、肝臓から腸（&マクロファージ）へとメッセージが伝わっていく過程が見えてきました。このように、体内のネットワークの連絡網では、情報が次々とリレーされ、広がっていきます。

いったいどこまで影響がおよんでいくのか、全体像はつかめていません。また、一つのメッセージ物質が二つ以上の場所で受け取られている場合もありますから、どんどん枝分かれして広がります。ぐるっと回って元の臓器に戻ってくる仕組みも少なくありません。

複雑で巨大なネットワークである人体においては、**ある場所で何かが起きると、その影響は全体に広がっていく。それによって人体が適切な状態に保たれる。これが神秘の巨大ネットワークの真の姿**だと言えると思います。

さあ、「ネットワークとしての人体」のイメージを頭の中に描いていただくことができたでしょうか？　「もう十分」という方もいれば、「まだ、もう少し」という方もいるかもしれません。腸を取り上げる次章では、さらに意外な「参加者たち」に加わってもらった後、ネットワークの概念をもう一度大きく捉え直します。そして、いよいよ「病気とは何か？」という命題に入っていきたいと思います。

第5章 腸

シリーズ第4集のテーマは「腸」でした。「おや？　ようやくメジャーな臓器が出てきたな……」と思った方もいるでしょう。腸は、消化吸収に重要な役割を果たし、人体の根本となる臓器の一つです。

でも、今回番組が焦点を当てたのは、そのメジャーな部分ではありませんでした。腸は、人体のネットワークにおいて、極めて珍しい特徴を持っています。

脂肪や筋肉がメッセージを出し、骨の中の細胞たちもメッセージを出していることがわかって、「もう何がメッセージを出しても驚かなくなった」はずの皆さんに驚いてもらうため、満を持して(?)登場するのは、人間の細胞ではない細胞たち、いわば人体にとってエイリアンである「腸内細菌」です。**腸は、細菌たちを養い、人体のネットワークに参加させている、特別な臓器**なのです。

私たちの腸の中には、数にして100兆以上、ときに1000兆とも言われる腸内細菌が暮らしています。人体の細胞数は、およそ40兆ですから、自分自身の細胞よりもはるかに多いことになります。

細菌の細胞は一つひとつが小さいので腸の中に収まっていますが、それでも重さは2キログラムほどになると言われます。細菌たちは、人間が食べたものをエサとして増殖を続け、増えた分は大便として出ていきます。大便のおよそ3分の1は腸内細菌だと考えられていますから、相当な量です。

ヨーグルトでおなじみの乳酸菌やビフィズス菌といった菌以外にも、数百種類以上の菌が暮らしており、まだその全容はまったくわかっていません。最新の技術で詳しく検査すると、ほとんどの人から新種と思われる菌が出てきます。きっと、あなたのお腹の中にも、新種の菌がいるはずです。

これらの腸内細菌たちは、消化吸収を助けてくれるだけでなく、さまざまな物質を出しています。こうした物質は、腸から吸収されて血液中に入っていき、人体のあちこちで受け取られています。これらもメッセージ物質として働いていることが、明らかになってきたのです。まさに、「未知との交信」と言えるでしょう。

腸内細菌が出すメッセージ物質の働きの中には、私たちの体を正常に保つために欠かせない、重要な働きがいくつもあります。細菌たちは、まるで人体の一部であるかのように、ネットワークに参加しているのです。そのため、腸内細菌全体(「腸内フローラ」と呼びます)を一つの「臓器」だと捉える科学者も増えてきています。

現代人を悩ませる病気はすべて「免疫の暴走」から⁉

さて、腸内細菌にすみかを与えている腸ですが、ここには別の住人もすんでいます。**腸**

は、全身の免疫細胞（白血球）の7割が集まる、「免疫の臓器」でもあるのです。

外から食べ物を取り込むルートは、外敵の侵入経路にもなりやすいため、病原菌やウイルスに備えるために大量の免疫細胞が集まっているのは当然です。しかし、それだけではなく、腸は免疫細胞にとって特別な意味を持つ場所だと考えられています。

たとえば、「パイエル板」と呼ばれる場所では、腸内にいる細菌をわざわざ捕まえて組織に引き込み、免疫細胞たちに接触させる仕組みがあります。これは、未熟な免疫細胞を教育するシステムであることがわかっています。

捕まえた細菌をトレーニング相手にして、免疫細胞の攻撃力を上げたり、友好的な腸内細菌を覚えさせたりしています。いわば**腸は、「免疫の訓練場」、あるいは、「教育機関」とも言うべき場所**だということです。

このように、大量の腸内細菌と免疫細胞がすみ、盛んに交流している腸では、細胞たちの壮大なドラマが繰り広げられています。しかも、そのドラマは、アレルギーやメタボといった、私たちに身近な病気と深く関わっています。

いま、花粉症をはじめとするアレルギーに、多くの人が悩まされています。東京都の調査では、都民の半数近くが花粉症というデータもあり、「国民病」と呼ばれるようになって久しい状況です。春先にマスクをつけて歩く人の多さを見れば、その深刻さがわかります。

アレルギーは、花粉などの無害なものに免疫細胞が過剰に反応することで引き起こされます。いわゆる、「免疫の暴走」と呼ばれる状態です。

同じような仕組みで引き起こされる病気に、「自己免疫疾患」があります。自己免疫疾患の場合は、「自分自身の体の一部」を敵と勘違いし、免疫細胞が攻撃を始めることで起きます。本来、攻撃するべきでないものを攻撃するという点で、アレルギーと自己免疫疾患は似ているのです。

近年、自己免疫疾患の患者数も急速に増えています。潰瘍《かいよう》性大腸炎、クローン病、多発性硬化症といった自己免疫疾患は、いまはまだ、聞き慣れないかもしれませんが、このままのペースで増え続ければ、大きな社会問題になることでしょう。

自己免疫疾患の多くは、原因がよくわからず、根治が難しい病気です。難病に指定されているものも多く、今後、医学が挑むべき重要なターゲットと言えます。

このように、アレルギーと自己免疫疾患は、現代社会に大きな影響を与えている病気です。そしてどちらも、本来は外敵と闘うための免疫細胞たちが過剰に働くことで起きているため、「免疫の暴走」というキーワードで表現されるのです。

この概念は、既に本書にも登場しました。第3章「脂肪・筋肉」で紹介したとおり、メタボリック・シンドロームや、その結果として起きる動脈硬化、糖尿病、高血圧といった生活習慣病も、全身で起きている慢性炎症が根本にあり、広い意味では「免疫の暴走」と言えます。

つまり、**現代人を悩ませる病気のほとんどに、免疫細胞たちが過剰に働くことが悪影響を与えている**ことになります。敵を倒す正義の味方であるはずの免疫細胞たちが、なぜ悪役になってしまうのでしょうか？

その謎を解くカギが、腸の中に潜んでいるのです。

免疫はなぜ暴走するのか？

それでは、「免疫の暴走」の原因を探っていきましょう。そもそも免疫細胞は暴走しやすい仕組みを備えています。外敵が入ってきたとき、免疫細胞は、警告サインである炎症性サイトカインを出して仲間を呼び寄せます。そして、呼び寄せられた仲間たちも、さらに炎症性サイトカインを出し、警告を拡散します。

こうしてあっという間に増えた炎症性サイトカインは、免疫細胞を活性化させ、増殖させ、攻撃に駆り立てます。いったん火がつくと一気に燃え上がり、一方向に突っ走る「正のフィードバック」と呼ばれる仕組みです。これは、外敵に素早く対応するために大変、役に立つシステムですが、一方で暴走を生みやすい弊害があります。

しかし、もし免疫細胞たちがこの仕組みしか持っていないとしたら、常に暴走してしまうわけですが、もちろん、免疫細胞たちはそんな危険集団ではありません。鎮静化するために別の仕組みを持っています。それが、アレルギーや自己免疫疾患を防ぐために大切な部分です。

アレルギーを防ぐ、なだめ役「制御性T細胞」

何十種類もいる多彩な免疫細胞（白血球）の中でも、T細胞は免疫システムの中枢を担う重要な存在です。T細胞は、さらに何種類かに分かれます。

「ヘルパーT細胞」は攻撃の司令官で、他の免疫細胞にさまざまなサイトカインを出して、全体を指揮しています。一方、「キラーT細胞」は突撃隊で、敵とみなしたものを直接攻撃する、その名のとおりの殺し屋です。

このように免疫細胞といえば、基本的に攻撃が仕事ですが、**最近では「攻撃をやめさせるT細胞」がいることもわかってきました**。それこそが「免疫の暴走」を防ぐ主役、大阪大学教授の坂口《さかぐち》志文《しもん》さんが発見した「制御性T細胞」です。

制御性T細胞は、ヘルパーT細胞などに働きかけて、興奮を鎮める働きをしています。いわば、免疫界の「なだめ役」です。「まあまあ、落ち着いて……」と、他の免疫細胞をなだめて回ります。

実は、制御性T細胞とヘルパーT細胞は兄弟のようなもので、元は「ナイーブT細胞」と呼ばれる未成熟なT細胞が、なんらかのきっかけで分化して生まれます。ですから、この分かれ道で制御性T細胞に進む細胞が増えれば、免疫系全体が寛容な状態になり、アレルギーや自己免疫疾患が起きにくくなると考えられます(もちろん、寛容になり過ぎると敵との闘いでは不利になりますから、バランスが大事です)。

「なだめ役」が生まれる驚きの仕組み

さて、ナイーブT細胞からの運命決定がどうやって行われているか、まだ全体像はわかっていません。しかし、腸の中で制御性T細胞に分化するものがおり、それらがなんと腸内細菌の影響を受けているという、重大な事実が明らかになってきました。

理化学研究所の大野博司《おおのひろし》さんのグループは、マウスに食物繊維が多い食事をさせると制御性T細胞が増えることを見つけ、その原因を探りました。すると、ある種の腸内細菌が出す「酪酸《らくさん》」という物質がナイーブT細胞に働き、制御性T細胞への分化をしやすくさせていることがわかったのです。

いわば、腸内細菌が免疫細胞に向けて「攻撃ばかりじゃなく、落ち着いてね!」という

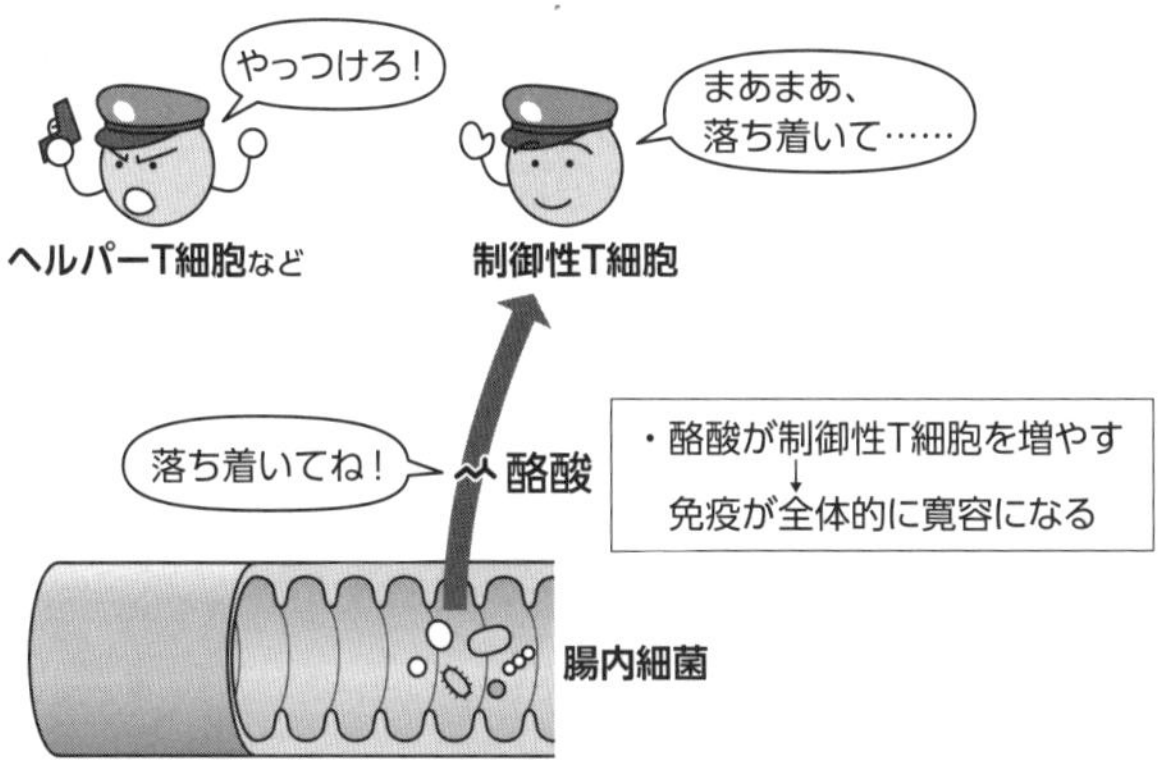

腸内細菌が免疫を寛容にする

メッセージを発信していることになります。

腸内細菌は、腸管の中で長らく暮らし、人間と共生している生き物ですが、もし免疫細胞と直《じか》に出会ってしまうと、やはり闘いが始まります。腸の壁1枚を隔てて暮らす緊張関係の中で、制御性T細胞を増やし攻撃の手をゆるめれば、腸内細菌にとっては有利な方向に働くのかもしれません。

一方、免疫細胞にとっても、人間の役に立っている腸内細菌に過剰反応して、腸内をあちこち戦場にしてしまうと、人体にマイナスに働いてしまいます。むしろ、顔なじみの腸内細菌が多くいてくれれば、有害な病原菌やウイルスが入ってきたときにも、腸内細菌が抑え込んでくれますから、強力な味方にもなります。そのため、腸内細菌からの友好メッセージを受け取ると、寛容な制御性T細胞が増えるようになっている、という見方もできます。

腸内細菌は、世代を超えて、受け継がれていくものです。腸内細菌と免疫細胞は何百万年も共生してきました。その間に、お互いが、相手に合わせて進化を遂げています。これを「共進化」と言います。長い年月をかけた相互作用によって、免疫の攻撃性を絶妙に調節するシステムが築き上げられたのだと考えられます。

アレルギーや自己免疫疾患を防ぐ腸内細菌のパワー

制御性T細胞の数が増えれば、その影響は腸だけとは限りません。増えた制御性T細胞が全身を巡っていき、過剰な炎症反応が起きている場所で、鎮静化のために働いてくれるのです。

腸で増える制御性T細胞が、全身にどのくらいの影響を与えるのかは、まだ研究中です。ただ、アレルギーや自己免疫疾患、メタボリック・シンドロームの患者では、腸内細菌の種類や数に変化が起きており、特定の細菌が少なくなったり、多すぎたりしていることがわかってきています。たとえば、「多発性硬化症」は、脳の中で免疫が暴走する自己免疫疾患ですが、腸内細菌との関係が数多く報告されていることは注目に値します。

腸内細菌の中でも、近年特に脚光を浴びているのは、酪酸を多く出す「クロストリジウム」や、「バクテロイデス」といった菌の仲間で、これらの菌が少なくなると、制御性T細胞も減り、病気の発症リスクが上がるのではないかと考えられています。

ただし、**これらの菌は特別な「善玉菌」ではなく、腸内では多種多様な細菌たちがチームプレイをしているので、腸内細菌全体（＝腸内フローラ）のバランスが大事**、ということは付記しておきたいと思います。

腸内には何百種類もの菌が入り乱れており、「腸内細菌たちのネットワーク」が存在しています。多様な菌のネットワークがあってはじめて、人体にとって「一つの臓器」とも言うべき仕事を果たしてくれるのです。

また、制御性T細胞を増やすメカニズムも、先ほど紹介した酪酸を介したものだけではなく、さまざまなルートがあると考えられています。腸内細菌と免疫細胞の間には、まだまだ未解明の複雑なコミュニケーションがあるようです。そのため、アレルギーや自己免疫疾患との関連も、1種類の菌ではなく、腸内フローラ全体を考える必要があるのです。

腸内フローラを変える方法

未知の菌を含む、膨大な数の細菌ネットワークを理解するのは簡単ではありません。そのため、研究を直接的な治療法に結びつけるのは一朝一夕にはいきません。ただ、私たちには、すぐにでもできることがあります。

それは、日々の食事です。**私たちが食べるものは、「腸内細菌のエサ」でもありますから、食事が変われば腸内フローラも少しずつ変わっていくのです。**

特に、人間には消化が難しい「食物繊維」は、古くから腸内細菌のエサとなってきました。しかし、現代人の食生活では、食物繊維が激減しており、腸内細菌がエサ不足に陥っています。その一方で、細菌の増殖を妨げる抗生物質や合成保存料を口にする機会は格段に増えました。腸内細菌たちはこの激変についていけず、混乱状態にあるのかもしれません。

その混乱が、長きにわたる協力関係を築いてきた免疫細胞にも悪影響を与え、免疫が暴走しやすくなっているのではないか？　詳細はまだ解明の途上ですが、急増する病気の背景に隠された真実が、最新研究で少しずつ明らかにされ始めています。

腸内フローラの健康状態は、細菌の種類が多いほど健康である、つまり「多様性が高い」ほど良いことが、多くの研究で示されています。また、野菜が多い（＝食物繊維が多い）食生活をすると、腸内細菌の多様性が上がり、元気な腸内フローラになることも数々の実験で確かめられています。**ふだんの食事に「野菜をちょっと増やしてみる」だけでも、腸内細菌を元気にできる可能性があります。**

よく、「昔ながらの食生活は健康に良い」と言われますが、それは腸内フローラの健康にとっても良い食事です。長く共進化してきた環境に近ければ、腸内細菌は本来のパワーを発揮しやすくなりますから、思いも寄らない病気まで防いでくれるかもしれません。

時代の変化は免疫細胞にも押し寄せている

なぜいま、アレルギーや自己免疫疾患が急増しているのか？　その疑問を、腸内細菌との関わりで見てきました。でも、時代の激変にさらされているのは腸内細菌だけではありません。免疫細胞自身をとりまく環境も大きく変わっています。ここで少し、「免疫の暴走」を生む背景にある、人類と病気の歴史に目を向けてみたいと思います。

ひと昔前まで、恐ろしい病気とされたものの大部分は感染症でした。ウイルスや細菌などの外敵によって起きる病気で、中世から繰り返し流行した天然痘やペスト、その後も猛威をふるってきた結核やコレラなど、昔の人が病気と言えば、まず感染症を思い浮かべたはずです。

ところがいまでは、医学の進歩によって感染症をかなり抑え込むことに成功しました。もちろん、まだまだ感染症の恐ろしさを侮ってはいけませんが、昔に比べてその危険度が格段に下がったことは間違いありません。**私たちの免疫細胞は、かつてない平和な時代を迎**

えていることになります。

一方で、感染症が猛威をふるっていた時代が、人類の長い歴史の中で見たときに「普通」だったかと言うと、それも疑問があります。感染症は太古から最大の敵だったには違いありませんが、大流行を起こすようなインパクトがずっと昔からあったのかと言えば、そうでもないでしょう。

文明以前の人口密度が低い環境では、感染症は大流行を起こしにくいはずです。都市が生まれて人口が過密になったこと、さらに、遠隔の集団間での交流が増加したことで、感染症はより大きな脅威になったと考えられます。ですから、文明が発祥して以降の数千年間は、感染症との闘いが非常に盛んな時期だったと言えると思います。そうだとすると、その時代を生き残ってきた現代人は、「攻撃的な免疫を持つ人」が多くなっているのかもしれません。

昔の人類の中にも、遺伝的に「非常に攻撃的な免疫を持つ人」と、「わりあい寛容な免疫を持つ人」がいたはずです。攻撃的な人ほど感染症に対して抵抗力がありますから、生き残る確率が高かった、と考えることができます。

数千年は、新たな遺伝子を獲得するには短すぎますが、既にある遺伝子セットの中から自然選択が行われるには十分な期間です。

そんな攻撃的な免疫を持った人類が、突如、医学の進歩によって、ウイルスや菌に触れることが圧倒的に少ない平和な時代に突入したとしたら、何が起きるのか? **極端から極端へ、まさにかつてない激動に私たちはさらされています。**

あまりの変化に、免疫細胞たちは戸惑っていることでしょう。本来は、もっともっと働くようにプログラムされているのに、実際には働く機会がめったにないとすれば、当然、やや過剰気味に働いてしまったとしても不思議ではありません。

この話は、本当にそうなのか、確たる裏付けがあるわけではありません。数千年前の人類といまの人類で、遺伝子の人口比率を比べるような研究になりますから、なかなか調べる方法がなさそうです(都市化が早くから進んだ地域と、そうでない地域の地理的な違いを比較することはできますが、感染症の抵抗力を単純に比較すれば、途上国の方が高いはずです。人口密度や人の交流が文明以前のままで維持されている地域は、現在の地球上には、ほぼありません)。

いずれにしても、現代人は、免疫細胞の攻撃性をもてあましており、それが病気につながっていることは事実です。アレルギーや自己免疫疾患の増加、慢性炎症から波及する生活習慣病、いま私たちが悩まされている病気のほとんどが「免疫の暴走」と関連していることは、偶然とは思えません。

腸の健康が万病を予防する

では、どうすれば「免疫の暴走」を止め、病気を防げるでしょうか。薬などを使って、病気になる前に、免疫の活動全体を抑え込んでおく方が良いでしょうか？

それはやはり、短絡的すぎるでしょう。そもそも感染症の危険は、完全に去ったわけではありません。しかも、航空機などの発達によって、地球上の人類の交流はますます盛んになり、遠くからやってきた未知の菌やウイルスと接触する機会は、むしろ増えています。免疫細胞には、攻撃性を維持しながら、寛容でもいてもらわなければなりません。

よく「免疫力を上げる」という言葉が使われますが、健康のためには、免疫の「攻撃力を上げる」だけではなく、**攻撃すべき相手をしっかり攻撃でき、不必要な攻撃はしない、「調節力」を上げることが必要**です。

どうやってそれを実現するのか？　これは、私たちが病気をどう防ぐかに直結しており、いま医学界が直面している課題です。その答えはまだ出ていませんが、多くの医師や科学者が挑み、新たな方法が徐々に見つかりつつあります。

そうした中、「免疫の臓器」である腸の存在感は、ますます増してきています。腸の健康は、全身の健康の源です。そして、消化吸収の主役でもある腸ですから、腸を健康に保てるかどうかは、やはり食生活にかかっているようです。

医学や健康に関わる取材をしていると、食生活の大切さをいつも感じさせられます。東洋には「医食同源」という言葉があり、西洋には「あなたは、あなたの食べたもの」という格言もあります。昔から認識されていた「食」の大切さですが、現代社会ではそれがより一層、大きな意味を持つようになってきています。

今後、栄養士さんをはじめ、食に関わる人たちの仕事は、ますます重要になっていくと思います。また、食育の観点からは、保育士さんや幼稚園・学校の先生、保健師さんたちの貢献も忘れてはなりません。そして、「食べる」を支えるという意味では、歯科医や歯科衛生士の皆さんの力も欠かすことができません。

体内のネットワークの乱れによって起こる病気に対応していくためには、治療する側も、人間のネットワークを構築することが大切になってきます。治療に直接関わる医師や看護師といった医療スタッフはもちろん、多くの人々がネットワークを作って病気に対峙《たいじ》していくことが、この時代の病を克服するために必要とされていると思います。

第6章　ネットワークと病気

前章では、急増するアレルギーや自己免疫疾患を生む、「免疫の暴走」の背景として、食生活の激変と、感染症の脅威の激変があることを見てきました。ここ100年ほどで人類が経験した変化を改めて思い返すと、すさまじいものがあります。むしろ、免疫細胞たちが正常でいられることの方が奇跡、という気さえしてきます。

私たちの体の中で働く免疫細胞たちは、もっと頻繁に不具合を起こしても不思議ではないぐらいですが、ほとんどの場合は問題なく機能し、健康に保ってくれています。また、病気になった場合でも、免疫システム全体が崩壊することは稀《まれ》で、限定された部分でしか問題は起きません。

私たちはもっと、このことに着目するべきではないでしょうか？ **人体に備わっているすばらしい仕組みを理解し、サポートしてあげれば、病気から抜け出す方法も見つかる**かもしれません。

この章では一つひとつの臓器を詳細に見ていくことからいったん離れ、やや俯瞰した視点で、人体を捉え直してみたいと思います。

人体の強さの秘密はどこにあるのか？

人体は、うまくできています。免疫システムに限らず、人体には、ちょっとやそっとのことでは壊れない強さがあります。いったい、その強さの源は何なのか？　これは、人体の重大な神秘の一つです。

今回、「人体」の取材を進めるうち、その神秘の本質が少しずつ見えてきました。それは、医学や生物の研究に長年携わっている人なら、なんとなく体得していることが多いのですが、はっきりとした言葉にできる人はそれほど多くありません。しかも、予備知識がないわれわれ一般人は、専門用語で語られてもさっぱりわかりませんから、神秘の本質に触れられる機会はめったにないのです。でも、本書をここまで読んできた皆さんは、もう十分に理解できると思います。

免疫システムがうまくいく理由、さらに拡げて、**人体そのものが、ちょっとやそっとのことでは壊れない理由は何なのか？　それをひと言で表すなら、「ネットワークだから」**です。

これだけを聞かされて、「なるほど」とすぐ納得する方もいれば、「なんでそう言えるの？」と思う方、「だから何なの？」という方など、いろいろな反応があると思います。

しかし、これは私たちの体に対する本質的な理解であり、「人体は巨大なネットワークである」という本書のテーマの中心となるものです。これがわかれば、「病気とは何か？」「どうすれば健康になれるのか？」「医療はどこへ向かうのか？」といったことまでが、おのずと見えてきます。

ただし、そのためには「なんとなくネットワークって、うまくいきそうだよね」という理解ではまだ不十分で、もう一歩だけ進んで、その本質に触れておく必要があります。そうしなければ、表面的な理解はできても、真に実感することが難しいからです。

ここからしばらく、抽象的な話や専門用語が出てきて難しく感じられる方もいるかもしれません。深く知りたいと思う方のために、やや詳しく書いていますが、すべてを理解する必要があるわけではありません。いくつかのネットワークの性質さえ把握してもらえれば十分ですので、細かいことは、あまり気にせず読み進めていただければと思います。

人体のネットワークは「クモの巣」のようなもの

それでは、なぜネットワークだとちょっとやそっとのことでは壊れないのか、見ていきますが、そのためにはまずネットワークのイメージを頭の中にはっきりと描く必要があります。それは、クモの巣のようなものなのですが……。順を追って説明していきます。

まず、「免疫システムはネットワークである」という事実を、おさらいも含めて確認します。免疫細胞には、数十種類もの多彩な細胞がいて、互いにメッセージ物質を出して、影響をおよぼし合っています。T細胞、B細胞、マクロファージなどの細胞たちが、サイトカインを使って会話しているのです。

外敵が入ってきたときには伝令係が報告に行き、司令官は飛び道具（抗体）の作成を指示し……といった高度な情報伝達の仕組みがあります。細胞同士のネットワークが、全体で一つの免疫システムとして働いています。

本書がずっと扱ってきた「人体はネットワークである」という概念も、同じ意味です。**さまざまな臓器や細胞が、互いにメッセージ物質を出し合い、影響をおよぼし合っています。それが全体として一つのネットワークとなり、人体というシステムになっています。**免疫システムのネットワークは、全身のネットワークの一部ですが、この後の説明では、便宜上、分けて説明していきます。

では、免疫ネットワークの網の目の一つひとつのつながりを見ていきます。第5章では、「免疫の暴走」を防ぐ仕組みとして、「ヘルパーT細胞などの過剰な興奮を、制御性T細胞が鎮める」と紹介しました。似たような仕組みは、これ以外の免疫細胞にもあることが知られています。

多くの細胞たちが、お互いを抑制するメッセージを出しているのです（もし読者が、アレルギーの説明としてよく語られる「衛生仮説」をご存じなら、ヘルパーT細胞にも、さらに「Th1」と「Th2」の2種類があって、それぞれが互いに抑制し合っていることを聞いたことがあるかもしれません）。

これは、ネットワークのどこかが突出したり、通常からズレたりしたときに、元の状態に「引き戻す仕組み」であると、一般化することができると思います。**ネットワークには、こうした「引き戻す仕組み」がたくさん用意されています。**

では、全身のネットワークの方を考えてみましょう。本書では既に、「引き戻す仕組み」がたくさん出てきています。第1章で紹介したのは、「血圧を引き戻す仕組み」です。血圧が上がって心臓がANPを出すと、腎臓がこれを受け取り、尿として水分を排出して、血圧を下げます。

また、ANPは、血管にも作用していました。血管が拡張し、血圧を下げます。心臓はANPを介して体のあちこちとつながっていて、そのつながりの一つひとつが「引き戻す仕組み」として働いているのです。

第2章では、血液中の酸素が足りないときに、腎臓がエポを出すと、骨髄が赤血球を増やし、全身の酸素の供給を回復させることを見ました。これは「酸素量を引き戻す仕組み」と言えます。第3章では、脂肪の蓄積が増えるとレプチンが出て、食欲を抑え、「体重を引き戻す仕組み」となっていました。

同じく第3章で登場した、「敵が来たぞ！」の警告サインである炎症性サイトカインは、「引き戻す仕組み」とは一見、逆に思えるかもしれません。次々と白血球を呼び寄せ、それらがさらに炎症性サイトカインを出していきますから、引き戻すというより、どんどん加速していくものです。でも、もう少し大きな視点から見ると、ちゃんと「引き戻す仕組み」になっています。「外敵の侵入」という事態に対応して、「外敵を撃退して減らす」という働きだと考えられるからです。

こうして見ていくと、「引き戻す仕組み」の一つひとつが、メッセージ物質を介したつながりによって成り立っていることがわかります。メッセージ物質そのものが、いわば「引き戻す力」としての役目を担っているとも言えます。

これが、人体のネットワークの性質として、覚えておきたいことの一つめです。「メッセージ物質のほとんどは、『引き戻す力』として解釈できる」。

別の言い方では、メッセージ物質は「ホメオスタシス（恒常性）」をもたらす、とも言えるでしょう。これは、決して偶然ではなく、十分な進化を遂げたネットワークにおいては当然の帰結と言えます。例外としては、成長ホルモンなどのように、「導く力」とでも言うような、別種のものが存在しますが、これらも実は、さらに大きな視点から見れば、「引き戻す力」になっています。このあたりのことは、後ほど少し述べたいと思います。

さて、このように人体のネットワークには、たくさんのつながりがあって、複雑な網の目になっています。つながりの一つひとつが、「引き戻す力」として働いており、元の状

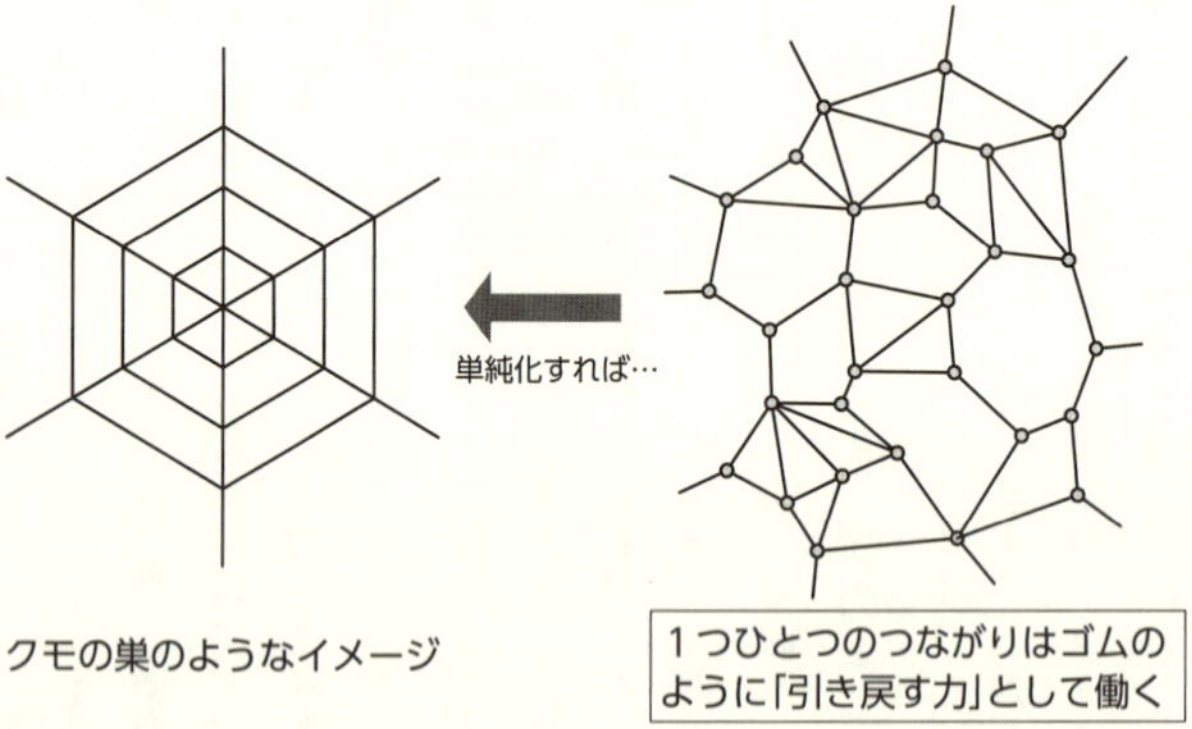
単純化すれば…
クモの巣のようなイメージ
1つひとつのつながりはゴムのように「引き戻す力」として働く

人体のネットワークのイメージは…

態からズレても自然に元の形に戻るようにできています。

　これを頭の中でイメージすると、ゴムでできた網の目のようなもの、あるいは、もう少し単純には、伸縮性のある「クモの巣」のようなものと言えるでしょう。

ネットワークは「全体で受け止める」

　では、このクモの巣のようなネットワークに外界から力がかかったとき、何が起きるか考えてみます。ネットワークの1か所をつまんで引っ張ると、どうなるでしょうか？

　引っ張られた場所だけが伸びるのではなく、クモの巣全体が形を変えて全体で受け止めていきます。もし1か所だけで受け止めれば、糸が切れるほどの力であっても、全体で受け止めれば、すぐに壊れることはありません。同じことが、人体のネットワークでも起きています。

全体で受け止めるとは、どういうことか？　第4章の最後に紹介した、高地で酸素不足になったときに起きる、ドミノ倒しのような反応を思い出してください。

腎臓がエポを出すと、骨髄は赤血球を増産します。すると「骨髄での鉄不足」という新たな問題が発生します。それを肝臓が鉄を放出することで、解決します。ところが今度は肝臓で「鉄の貯蓄不足」という問題が生じますが、これは腸が鉄の吸収を増やすことで解決します。

こうして、次々と起きる影響を、つながっている別の部分が引き戻していくのが、ネットワークの特徴です。一つの問題が、ある場所だけで解決されるのではなく、ネットワーク全体で解決していきます。

これが、人体のネットワークの性質の二つめ、「ネットワークは、一部に負荷がかかっても、全体でそれを受け止める」というものです。

別の言い方では、人体のネットワークは「小さなホメオスタシス」の集合で構成されていて、それらが全体で外力を受け止め、全身の「大きなホメオスタシス」が維持されている、ということです。

ネットワークは肩代わりしてくれる

さて、人体のネットワークのイメージが頭に描けると、「なんとなく、丈夫そうだよね」という気にはなれたのではないかと思います。それは、私たちが経験上、ネットワークが強いことを知っているからです。では、その強さの秘密をもう少し分析してみましょう。

ネットワークには「冗長性《じょうちょう》」という言葉で表現される強さがあります。普通、「冗長」という言葉は「ムダがある」という意味ですが、「ムダこそが強さの源」です。一つの仕事を複数で分担すると負荷が下がり、壊れにくい。また、たとえどこかが壊れても、他である程度、代替えが利きます。ジェット機がエンジンを複数備えているのも冗長性ですが、人体のネットワークはもっと冗長です。

何十種類もいる免疫細胞たちは、それぞれ分業していますが、同じような役目をしている細胞が複数います。たとえば、敵と白兵戦をする「戦士」には、好中球、マクロファージ、NK細胞、キラーT細胞など、たくさんの種類がいます。「伝令役」は主に樹状細胞ですが、B細胞やマクロファージにも似たような働きができます。それぞれ微妙に違うけれど、同じようなこともできる、というのがポイントです。

メッセージ物質であるサイトカインもそうです。「微妙に違うけれど、同じような役割をしている」ものが多数あります。こうした**一見、ムダとも思える冗長性が、ネットワーク**

の安定性を上げるためには非常に重要なのです。

再び、クモの巣のネットワークを思い浮かべてください。網の目の真ん中あたりで、一本だけ糸を切ってみます。でも、全体の形が大きく崩れることはありません。他の部分がその影響を吸収してくれるからです。同じような役割をしている糸が複数あれば、影響がより小さくなることは明らかです。冗長性があると、どこかに異常が起きても代償してくれるのです。

インターネットでも、ネットワークに冗長性があることが強みとされます。ある場所で回線が途切れても、別のルートに迂回《うかい》することができるため、そう簡単に全体がダウンすることはありません。

さて、強さの秘訣がわかると、逆に、どんな場合にネットワークが壊れてしまうのかもわかります。つまり、ちょっとやそっとのことでは壊れないはずの人体が、どうして病気になるのかという疑問の答えです。それは、「冗長性がない部分が壊れたとき」なのです。代償が利かない部分が壊れてしまうと、ネットワーク全体に大きな影響が出ます。

エイズの原因となるウイルス、HIVは免疫の司令官・ヘルパーT細胞を標的にして攻撃してきます。免疫のネットワークにおいて、ヘルパーT細胞の役割を代償するものがほぼないため、ここがやられるとネットワーク全体が一気にダウンします。

代償するものがない、ということは、ネットワークの「結節点(ハブ)」になっているということです。クモの巣も、他の糸で代償が利かない部分を切ってしまえば、全体の形が変わるような大きな崩壊が起きるのと同じことです。

ネットワークの性質の三つめ、「ネットワークは冗長性があるため、一部が壊れても大きな影響は出ないが、重要な結節点が壊れると、大きく形を変える」。

さて、免疫のネットワークは、こうした弱点も持っていますが、全体としては非常に強靱なシステムだと言えます。こうした「強靱さ」のことを、科学者たちは「ロバストネス」と呼びます。ネットワークの冗長性がロバストネスを生み、ネットワークの結節点がウイークポイントになる、これがネットワークに対する理解の核心となるものです。

全身のネットワークの方にも、ロバストネスとウイークポイントがたくさんあります。そして、それを知れば、人体の神秘の本質をつかむとともに、「病気とは何か?」を理解することにつながります。それでは、見ていきましょう。

体重をコントロールするネットワーク

最も身近な問題である(と言っていいのか、わかりませんが)、肥満の例で考えていきます。第3章で見たように、食欲を制御しているのは、脂肪細胞が出すレプチンでした。また、胃が出すグレリンも食欲に関係することは、既に述べたとおりです。つまり、レプチンとグレリンには冗長性があると言えます。

ただし、レプチンは脂肪の蓄積に反応する長期的なものですが、グレリンはもっと短期的な空腹感に関わるもので、食欲という意味では共通していても、異なる部分があります。「似ているけど、微妙に違う」役目を持ったものです。

食欲を制御する仕組みは他にもあります。腸が出すメッセージ物質「インクレチン」も食欲を抑える効果があります。また、噛《か》むことによって脳内に出る物質「ヒスタミン」にも、満腹感を増強して食欲を減らす働きがあります。こうした何重もの仕組みで食欲が制御されています。

さらに、体重の増加を防ぐ方策は、食欲の制御だけではありません。たとえば、腸内細菌が出している「短鎖《たんさ》脂肪酸」と呼ばれる物質は、「食事をしたよ！」というメッセージとして働いています。脂肪細胞に働きかけて、脂肪の蓄積を抑えると同時に、交感神経を活性化して代謝を上げ、エネルギーの消費を増やします。つまり、全身が「ため込まず、どんどん使おうモード」に切り替わるのです。

この他にも、「体重を引き戻す仕組み」がいくつもあります。ですから、少々、食べ過ぎたぐらいで、すぐに太ることはありません。「似ているけど、微妙に違う」冗長性を持ったネットワークの網の目が、全体として受け止め、影響を軽減してくれるのです。

「引き戻す力」は肥満を維持する⁉

では、なぜ現代人は太ってしまうのか？　これは、端的に言えば、「ネットワークが受け止めきれなくなったから」です。第3章で、食べ過ぎが続くとレプチンが働かなくなることを紹介しました。引っ張り続ければゴムが伸びきってしまうように、ネットワークのつながりも、ずっと「引き戻す力」を出し続けていると、働かなくなってしまいます。そうすると、ネットワークの形が少しずつ変わっていくことになります。

しかし、ここで注意したいのは、ネットワークの糸がいきなりプツリと切れて、大きな崩壊が起きているわけではない、ということです。ネットワークは、一部が少し弱ったからといって、大きく変化はしません。しっかり機能を保ったままで、以前とは少し違う状態になる、というだけのことです。

現代社会は多くの人が肥満に悩まされていますが、逆に言えば、肥満のままで日々、何事もなく生活を続けています。決して、ネットワーク全体が崩壊しているのではありません。一部で「引き戻す力」が弱まって、元の形（健康な状態）は失われましたが、少し別の形（肥満）に移行して、形を保っているのです。

こうなると、「引き戻す力」で構成されているネットワークは、新たな形（肥満という状態）を維持するよう働き始めます。

若いころに体重が60キログラムだった人が、中年になって80キログラムになってしまった、というケースで、その状態で数年過ごすと、ダイエットしても体重を落とすことは容易でなくなることは、皆さんご存じのとおりです。体重80キログラムという新たなネットワークの形を基準にして「引き戻す力」が働いているのです。

メタボリック・シンドローム再考

さて、ネットワークの性質を踏まえた上で、肥満からメタボリック・シンドロームを経て生活習慣病を発症するまでの道筋を、もう一度、考えてみたいと思います。

肥満になったネットワークは安定的に維持されていますが、体重という目に見える部分以外では、見えない影響がどんどん波及していることがあります。それが慢性炎症です。

肥満になった脂肪細胞が出す炎症性サイトカインによって、免疫が過剰に活性化され、全身の血管で炎症が広がっていきます。人体のネットワークの形が、ゆっくりと変化していく様子を想像してください。ただし、まだどこも壊れていません。引っ張られたクモの巣が少し伸びて、力を受け止めているところ、これがメタボリック・シンドロームの状態です。

その後、何が起きるのか？　第３章では動脈硬化の例を紹介しましたが、ここでは新たに、糖尿病に進む道筋を見ていこうと思います（糖尿病には、Ⅰ型とⅡ型がありますが、ここでは生活習慣病に分類されるⅡ型糖尿病を扱います）。

メタボになった体では、炎症性サイトカインによって全身の細胞が「インスリン抵抗性」と呼ばれる状態になっていくことが知られています。インスリンは、膵臓が出すメッセージ物質で、全身の細胞に働きかけて「血液中の糖分を取り込め」というメッセージとして機能します。これが正常に働けば、糖分が血液中から細胞内に移りますから、血糖値が下がります。つまり、ネットワークの中で「血糖値を引き戻す力」です。

インスリン抵抗性とは、インスリンを受け取っても、細胞が糖分をあまり取り込まなくなってしまう状態です。つまり、インスリンが効かなくなるのです。「血糖値を引き戻す力」が効力を失い、ゴムが伸びたようになるので、ネットワークの形がどんどん変わり始めます。やや幼稚な表現で恐縮ですが、**要するにクモの巣が「ビヨーンと伸び始める」**ということです。

インスリン抵抗性は、糖尿病の入り口です。血糖値が高めになるため、膵臓はインスリンをさらに出し続けなければなりません。しかし、インスリンがずっと出ていると、ますます効かなくなっていきます。インスリン抵抗性を増幅する悪循環になっていくのです。

ここでまた注目してほしいのは、ネットワークはまだ壊れていない、ということです。元の形（ただの肥満）から、変化が進んだ形（メタボリック・シンドローム）になりましたが、ネットワークはまだ保たれています。しかし、インスリン抵抗性がどんどん進んでいくと、そうはいきません。

血糖値が高い状態が長期間続くと、無理をしてインスリンを出し続けた膵臓が弱り、インスリンを出さなくなっていきます。高血糖を「引き戻す力」であるインスリンがなくなることは、いわば糸が完全にゆるゆるになってしまった状態です。こうなると、ネットワークはいままでのように形を保つことができなくなり、全体が一気に大きく形を変えてしまいます。ついに、糖尿病の発症です。

体内のネットワークはインスリンの力なしでは血糖値をコントロールできませんから、インスリンの量が極端に減れば、全体が崩壊する、つまり、死の危険があります。そうなると、薬としてインスリンを注射して、伸びきってしまった糸の代わりに「引き戻す力」を発揮してもらう他ありません。

ネットワークの大きな変化は、結節点の破壊によって起こります。膵臓が出すインスリンには、残念ながら冗長性がほとんどありません。血糖値コントロールにおいて、膵臓は重要な結節点となっており、そこが壊れることで、ネットワーク全体の崩壊が起きる、という構図です。

結節点の破壊がネットワークの崩壊に結びつく、もう一つの例としては、第2章「腎臓」で触れた「急性腎障害(AKI)」があります。この場合、一つのメッセージ物質の不具合ではなく、複合的なものですが、概念としては同じです。人体のネットワークの要、つまり、重要な結節点である腎臓が壊れると、いくつもの臓器に一気に波及し、多臓器不全を引き起こす危険が急激に高まるのです。

たくさんの場所とつながっているということも、結節点の特徴の一つです。腎臓はその重要性ゆえに、ジェット機のエンジンと同様に、二つあるという冗長性を持っているのかもしれません。

病気とは人体のネットワークの変化である

ここまでを一度、まとめてみたいと思います。「引き戻す力」によって構成されている人体のネットワークに、外部から力がかかった場合(たとえば、食べ過ぎ)、しばらくの間はネットワーク全体で受け止めるため、何の変化もありません。

しかし、それが続くと、ネットワークの中に「引き戻す力」が効かなくなる部分が現れます（たとえば、レプチンが効かなくなる）。すると、ネットワーク全体の形が少し変わります（肥満になる）が、まだ大きな変化ではありません。ところが、さらに力がかかり続けていくと、加速度的に変化が広がっていき、最後には重要な結節点が壊れて（膵臓がインスリンを出さなくなっていく）、ネットワークが崩壊するのです。

この経過は、生活習慣病全般にあてはまり、脂質異常や高血圧から心臓病・脳卒中に至る道筋も、同様に説明することができます。さらに、がんや自己免疫疾患、そして感染症の一部でも、免疫システムとのせめぎ合いという面では、ネットワークと無関係ではなく、大きな視点で見ると、共通する部分が多くあります。

もちろん、病気ごとに細かい違いはあります。たとえば、ネットワークのつながりが壊れるときも、ゴムが伸びきって「引き戻す力」がなくなる場合もあれば、逆にガチガチに固まってしまうような壊れ方もあります。がんの場合では、がん細胞が積極的にネットワークを利用しており、自分に都合の良い形にネットワークを改変してしまうこともあります。これは第10章で述べたいと思います。

一つひとつの病気の詳細を説明していくことは本書の範囲を超えますし、まだ解明されていない部分も多いのでやめておきますが、「病気とは何か？」の大きな捉え方として、**「病気とは、人体のネットワークの変化である」**ということを感じていただければと思います。

これが病気の本質なのです。

いま、医師の多くは、意識的にせよ、無意識にせよ、こうしたイメージを頭の中に描いており、日々、患者さんたちに説明しています。ただ、限られた時間しかない診療の中で、人体の仕組みまでさかのぼって解説するわけにはいきませんから、「あなたは病気になる一歩手前まで来ていますよ」とか、「いまのうちに生活改善してくださいね」などとは伝えてくれますが、ネットワークの話まではできません。

本書の目的の一つは、人体のあり方、病気のあり方を、なるべく実感を持って皆さんに受け止めてもらうことです。いま、ご自身の体のネットワークは、どんな形をしているのか、思い浮かべてみてください。

健康な状態でしょうか、それとも、少しずつ形を変えている真っ最中でしょうか？　あるいは、既に大きく形が変わってしまった後、という方もいるかもしれません。

しかし、ネットワークのイメージができていれば、既に形が変わった後だとしても、そこで安定させることが可能だということに気づくはずです。病気の本質がわかると、これまでとはちょっと違う視野が開けてきます。

ここからは、病気とネットワークの関係から、何が導けるのかを見ていきましょう。

病気の本質を知ることの意義

さて、「病気とは、人体のネットワークの変化である」ということを知ったいま、私たちは日々の生活にそれを活かしていくことができます。まず、「病気には時間的な広がりがある」ことを活用するべきです。

毒を飲んでしまったとか、強烈な病原菌に感染したとかいう場合を除いて、人体のネットワークの糸がいきなりプツリと切れたりすることは、ほとんどありません。どこかが急に壊れて発症する病気はごくわずかで、むしろ日常の中で病気は始まっています。その始まりを、私たちは健康診断の数値や微妙な体調の変化などで知ることができます。

ところが、最初に現れる症状は、病気とはほど遠いもののように感じられます。ちょっと血液検査の数値が悪いだけ。ちょっと疲れやすくなっただけ。「まだまだ大丈夫」と思いがちです。

しかし、目に見える形で現れたという時点で、軽く考えていい状態とは言えません。**少々のことならネットワークが全体で吸収し、元の状態に引き戻してしまうはずなのに、それができなくなっている**ということを意味します。あなたのネットワークの形が変わり始めた証拠なのです。

もしこの段階ですぐに対処すれば、ネットワークの形を元に戻せるはずですが、現実には、それができる人はあまり多くありません。前に述べたとおり、私たちの本能は、長生きさせてくれるようにはできていないので、ちょっとしたことは気にしないよう、プログラムされています。

そのため多くの人が、悪いとわかっている生活習慣でも、一向に改善しません。すると、ネットワークのあちこちでゴムが伸びたり、ガチガチに固まったり、どんどん「引き戻す力」が失われていきます。しかしそれでも、全体としては何事もないかのように生活を続けられます。「健康診断で引っかかるようになって何年も経つけど、なんともないから大丈夫さ」と思い込んでいたりします。

しかし、「引き戻す力」が失われるに従い、加速度的に変化が拡大していきます。そして最後には重要な結節点が破壊され、重篤な症状が出始めます。そのときになって「そろそろ生活改善しようかな」というのでは、ネットワークの観点から言えば遅すぎるのです。いったん伸びきったゴムを元に戻すのは、現代の医学でも困難だからです。

病気は時間的な広がりを持っている、つまり、予兆があるということは、ありがたいことです。悪くなる前に気づけば、対策ができるはずです。しかし、ここが重要なことですが、**本能に任せていると、予兆はたいてい無視されます。ですから、病気を予防したければ、強烈な理性で本能を超えなければなりません。**

嫌なことは無視して日常を送るように、私たちはできています。それはそれで、人生を楽しむために大切なことだと感じます。ですが、「誰よりも長生き」を望まないまでも、人並みに健康長寿を願うのならば、人体の成り立ちをはっきりと意識して、自分自身を少しはコントロールした方が良いでしょう。

世の中、もともと体が丈夫な人もいれば、そうでない人もいます。運が良い人もいれば、悪い人もいます。自分は丈夫で運が良い、というよほどの自信があれば別ですが、そうだとしても、病気になるまで「な〜んにも考えない」というわけには、やっぱりいきません。

一方で、「健康に気を遣っていたのに、病気になってしまった」「突然、病気になってしまった」という方も多くいます。実は、病気の原因を考えるときには、注意するべき点がいくつかあります。それらも、ネットワークの視点から、見えてきます。

病気には空間的な広がりがある

病気がネットワークの変化であるという事実は、「病気には空間的な広がりがある」ことも意味します。これは、医師にも気をつけてもらわなければなりません。体のある場所に症状が出たからといって、必ずしもその場所に原因があるとは限らない、ということです。

クモの巣のどこかを引っ張ったとき、外力をネットワーク全体で受け止めますから、もともと弱い部分があればそこから切れていきます。必ずしも、引っ張っている場所が切れるわけではないのです。ですから、人体のネットワークに深く関わる病気は、原因を探ることが非常に難しくなります。

また、引っ張る外力は一つとは限りません。大きな力で右に引っ張られているクモの巣を、どこか一部だけ左に引っ張れば、そこが切れます。そのとき、「左に引いた」という原因だけを見ていると、全体としての病気の原因を見誤る可能性があります。実際には、**病気は単独で起きるのではなく、多くの不具合がオーバーラップして起きています。**

また、こうしたケースでは、「糸が切れた場所だけ治す」治療は、根本的な解決になっていないことが明らかです。もともとの原因を解決しない限り、また同じ糸が切れてしまったり、ネットワークの他の糸が切れたりするだけで、意味がありません。

たとえば、狭心症で狭くなった心臓の血管を手術で拡げたとしても、高血圧や脂質異常といったもともとの原因を改善できなければ、病気から本当に抜け出すことはできません。

もちろん、医師は投薬などによって原因を取り去ろうとしてくれますが、もしも患者の生活習慣に問題がある場合には、医師の力だけではどうすることもできません。やはり、患者自身が、体内のネットワークに負担をかけている原因を取り去る努力をしなければなりません。

一方で、既に病気になってしまった方に、もう一つお伝えしたいことがあります。それは、「起きてしまったことの原因」を考えて落ち込む必要はないということです。

病気になると、「あれが悪かったのではないか、これが悪かったのでないか？」と、原因を考えてしまうものです。しかし、たった一つの原因で病気になるほど、人体はヤワではありません。

「何が悪い」という犯人捜しは、それで気持ちが楽になるのなら良いことです。しかし、その結果、自分自身を責めて嫌な気持ちになるのなら、やめた方が良いでしょう。というのは、**あなたがいま考えている原因が、本当に原因である可能性は、かなり低い**からです。

これは気休めで言っているのではなく、科学的な事実です。人体のネットワークは複雑ですから、思いも寄らない原因が他にもたくさん考えられます。

しかも、原因は一つではないのです。たとえ生活習慣病に分類される病気だったとしても、生活習慣だけで病気になる人は、そうそういません。どの原因がどのぐらい影響したか？　それは誰にもわかりません。少なくとも「100パーセントが、あなたのせいではない」とは断言できます。まして、健康に気を遣っていた方なら、なおさらです。

原因を探るのは、未来のためです。これから先に、病気を起こしたり悪化させたりする原因はしっかり探して、なるべく取り除く必要があります。当然、これも一つとは限りません。ですから、少なくとも、目に見えるものは取り除こう、ということです。

その意味では、「気の持ちよう」も一つの大切な因子ですから、なるべく気楽になっていただきたいと思います。本書を読んで、「病気の原因が全部、私のせいなんてことない！」と感じていただけたら、うれしく思います。

東洋医学の再評価

人体をネットワークとして捉える考え方は、東洋医学が、はるか昔から培ってきた人体観に通じるものがあります。東洋医学には、「未病」という考え方があり、病気になってから治すのではなく、病気になる前に治すことを目指すとされます。また、「病気を診る」のではなく「人を診る」という立場を取ります。病気が時間的、空間的に広がりを持っていることを、しっかりと意識しているのです。

西洋の医学は、分析的手法で発展してきました。人体を解剖し、それぞれの臓器の役割を一つひとつ明らかにしました。薬を作るときも、一つひとつの成分を抽出して効果を確かめ、必要なものだけに絞り込みます。これは合理的で間違いの少ない手法ですから、大きな成果を上げてきました。

一方、東洋医学は、こうした分析的な手法を取りませんでした。臓器ごとに考えるのではなく、人体の中のつながりを重視します。薬草から一つの成分を取り出すのではなく、生薬としてそのまま使い、むしろ、いくつもの生薬を複合することで薬とします。

西洋医学が分析的（アナリティック）なら、東洋医学は全体的（ホリスティック）だと言えるでしょう。これらはどちらも大切なアプローチです。西洋医学が、臓器から細胞へ、細胞から分子へと、より小さな領域へ分析を進めていった終着点で、全体を見ることの大切さに行き着いたことは、非常に興味深いことです。

かといって、東洋医学が西洋医学より優れていると言うつもりはありません。東洋医学は、人体という巨大ネットワークの中身をよく知らないまま、「ブラックボックス」として扱うことになったため、西洋医学に比べると発展がはるかに後れたことは否定できません。それは、幕末から明治にかけて何が起きたかを考えれば明らかです。長い伝統と権威があったにもかかわらず、短期間で西洋医学にとって代わられてしまったのは、病気を治す力において圧倒的な差があったことを示しています。

また、人体をブラックボックスとして扱う東洋医学には、迷信や誤解が混入しやすい面がありました。そのため現在でも、東洋医学と名乗っているものの一部には、まったくオススメできないものが含まれていることも事実で、注意する必要があります。

しかし、だからといって東洋医学から学ぶべきことがないわけではありません。最新の科学的発見と東洋医学の思想を見比べていくと、偶然とは思えない一致が見えてきます。分析的にならなかった分、西洋医学が見落としていた人体の本質を看破できていたのだと思います。生活習慣病や、自己免疫疾患など、ネットワークに深く関わる病が増えてきた現代においては、東洋医学的な視点はますます重要になっていきそうです。

　人体の理解が進み、ブラックボックスの中身が明らかになってきたいまこそ、人体を全体として扱う東洋医学の「考え方」を、西洋医学に導入していく必要があるのではないでしょうか。

「健康とは何か？」を研究する時代

　それにしても、科学者にとって今後の医学研究はますます大変になっていきそうです。これまで医学研究の多くは「病気の原因」を探ることを目指してきましたから、メッセージ物質は重要な結節点の周囲ほど、早くから見つかりました。「インスリンが出なくなると糖尿病になる」といった、冗長性がなく、重大な影響がすぐに症状として出るものから順に発見されてきたのです。

　当然、いま残されている未解明の部分は冗長性が高い部分で、1か所が壊れても症状がすぐには出ないものばかり。そんなメッセージ物質の意味を探っていくことは、格段に難しくなります。

あるメッセージ物質を作れないノックアウトマウスを研究したとしても、もし何の症状も出なかった場合には、そのメッセージ物質の意味を探る手がかりは得られません。たとえるなら、時計からある部品を取り除いても正常に動いてしまうようなものです。でも、それは決して不要な部品ではなく、全体の安定性を上げていたり、思わぬ状況で重要な役割を果たしたりする可能性が高いものです。科学者は想像力を巡らせ、その部品の意味を探らなければなりません。

これはある意味、「健康の原因」を探る研究だと言えるかもしれません。健康とは必ずしも完璧な状態ではなく、「壊れても大丈夫な部分しか壊れていない状態」なのです。でも、壊れた部分が増えていくと、加速度的にネットワークが変形して、病気に至るわけですから、健康な状態の「中身」を見極めることが必要です。

昔から「一病息災」と言いますが、これに近い面があるかもしれません。**健康の形は一つではなく、一人ひとり違います。たとえどこかが壊れていようと、その状態を悪化させずに保てれば、健康長寿につながります**。科学者たちには、「健康とは何か?」を探る難しい研究を、ぜひ続けてもらわなければなりません。

人体のネットワークをもう一段、深い部分まで捉えていこうとする動きは「臓器連関」

と呼ばれる新たな研究テーマになっています。その重要性を早くから訴え、日本の研究をリードしてきた自治医科大学学長の永井良三《ながいりょうぞう》さんとお話しした際に、「今後、この分野がますます注目されることは間違いないが、その重要性に比べれば、まだ参加する人が少ない」とおっしゃっていました。研究が難しい、いわば茨《いばら》の道ですから、無理もないことだと思います。しかし、だからこそ、人体の神秘の深奥に触れることもできるでしょう。

また、たとえ臓器連関を直接相手にしなくても、人体がネットワークである以上、今後の医学研究は、同じような困難に直面するはずです。

ある仮説を証明しようとして実験をすると、まったく逆の結果が出ることもあるでしょう。それは、ネットワークの中で代償機構が働き、反動で〝逆ブレ〟した結果が出ることがあるからです。これは非常にやっかいなことです。

もし読者の中に、将来、医学や生命科学に関わる研究を志す人がいたら、ぜひ心に留めておいていただきたいことがあります。

科学者たちは、一つの論文を出すためにさまざまな実験や分析をしますが、自分のストーリーにあてはまる都合の良い結果だけを書き、都合の悪い結果は隠してしまうことがあります。なにしろ、そうしないと論文が通らないからです。本来なら「都合の悪い結果」も科学の進歩にとっては重要なことなのですが、いまの論文審査の体制では、それが記されることはほぼありません。

これは科学者の心に微妙な悪影響を与えていると思います。論文に書かれたストーリーの周囲に、おびただしい「わけがわからなかったこと」が隠れています。いわば、「見えない泥」にまみれた論文です。それを、あたかもまっさらな論文であるかのように発表し続けているうちに、「審査を通すためならなんでもしていい」という、道を踏み外した考えを持つ人が出てくるかもしれません。

でも、体内のネットワークは複雑ですから、論文のストーリーが正しくても、周辺の実験で逆の結果が出ることは、十分にありうることです。ですから、泥まみれの論文の「泥」にも誇りを持ってほしいと思います。その泥は、まだ誰も知らない生命の神秘に、あなた自身が触れた証しなのです。

もちろん、ストーリーの根幹を揺るがすようなものは「泥」とは呼べず、仮説の見直しをしなければなりません。いずれにしても、もっとオープンに、失敗した実験や原因のわからなかった結果が多くの人に共有されていくなら、科学の発展はさらに加速すると思うのですが、なかなかそうはいかないのが現状です。

論文採択のあり方、科学者の成績評価の仕組み、特許など経済との関わりなどにおいて、現在の制度にはかなり問題があります。これらは、科学者だけで解決できるものではなく、社会的な議論が必要です。その意味では、科学を伝えるジャーナリズムにも責任があると感じます。

多くの科学者が心おきなく研究に邁進《まいしん》できる環境を整え、その成果を、病気に悩む患者さんたちに1日も早く届けられるように、より良い仕組みの将来像を探っていかなければと思います。

第7章　ネットワークのさらに奥へ

ここまでで「人体は神秘の巨大ネットワークである」ということの意味を把握し、本書の大きな目的の一つであった「病気とは何か？」を捉え直すこともできました。

ここから、もう少しネットワークの奥深さを味わいながら、次章へ向けた準備をしていきたいと思います。ちょっと難しい話が続いているので、「疲れてきたな」と感じる方は、先に次章の「脳」の話に進んでから、戻ってきてもかまいません。

テレビ番組と違って、順番を変えて読むことができるのが書籍の良さですから、流れに乗りきれなければ、そうしてみてください。一方、「まだ全然、疲れていないよ」という人は、このまま読み進めてもらった方が、この先もスムーズに理解できると思います。

ネットワークは壊れているのか？　それとも……

さて少し話を戻します。前章では、メタボになって炎症性サイトカインが増えると、全身の細胞がインスリン抵抗性になると述べました。「それは、なぜなのか？」という疑問を持った読者もいたことでしょう。実は、そこにも重要なことが隠れています。

炎症性サイトカインは「敵が来たぞ！」と警告するメッセージですから、インスリンの働きとは、直接関係なさそうに思えます。単なる誤作動と言ってしまえば話は簡単ですが、どうやら、そうではないらしいのです。「線虫《せんちゅう》」と呼ばれる原始的な生物は、インスリン抵抗性になると寿命が延びることが知られています。また、ハエやマウスでも実験が行われ、ある条件下では寿命が延長することがわかっています。

その理由を説明するには、科学的に非常に難しい議論になるので深入りするのをやめておきます。また、人間の場合は、インスリン抵抗性になって長生きできるわけではないので、誤解のないようお願いします。

ここで言いたいことは、インスリン抵抗性は「絶対悪」ではなさそうだ、ということです。ネットワークは、ただ単純に壊れてしまうほどヤワではなく、**一見、迷惑な現象であっても、何かしらの隠れた意味が存在する可能性があるの**です。

インスリン抵抗性の場合、まだ明確な結論は言えませんが、たとえば、感染症など、肥満とは別の状況に対処するために用意されていた仕組みである可能性もありますし、もしかすると、メタボになるとわざわざインスリン抵抗性を生み出す理由があるのかもしれません。

この謎は、これから先、ネットワークの仕組みをさらに探っていけば見えてくるはずです。実は、似たようなことが最新の研究で解明されたケースがあります。慢性腎臓病を悪化させる「腎臓の線維化《せんいか》」と呼ばれる現象に、新たな意味が見つかったのです。

腎臓が固くなる本当の理由

慢性腎臓病になると、腎臓の中で「固くなった細胞」がたくさん現れます。進行すると次第に腎臓全体が固くなり、機能を大きく低下させる原因となります。これが線維化です。

なぜ細胞が固くなるのかについては、「病気で傷害を受けた細胞を、周囲の細胞が支えるために固くなる」と説明されることもありました。しかし、むしろ機能低下させてしまうことが多い変化ですから、本当にそれだけなのか、という疑問が残ります。

京都大学教授の柳田素子《やなぎたもとこ》さんのグループは、線維化には何か別の役割があるのではないかと考え、研究を進めました。すると、固くなった細胞が「レチノイン酸」という物質を出していること、これが、近くにいる傷害を受けた細胞に届くと、修復を速めるメッセージとして働くことがわかりました。**固くなった細胞は、傷害を復旧するメッセージを出していた、つまり、線維化は絶対悪ではなかった**のです。

傷害の程度が軽くて、修復が順調に進んだ場合、固くなった細胞が元に戻ることもわかっています。しかし、傷害の程度が重いと修復がなかなか進まず、固くなった細胞がどんどん増えて、いつしか腎臓全体の機能低下を招いてしまう、というわけです。

腎臓の中にある、細胞同士のネットワークにおいて、線維化は傷害を「引き戻す力」として働いています。その力は、ふだん私たちが気づかないうちに、日常的に働いているのでしょう。しかし、治しきれないほどの傷害を受けたとき、ネットワークが壊れ、病気へと陥っていくのです。これもまた、人体のネットワークのあり方そのものです。

「臓器は最後の最後まで悲鳴をあげない」と言われることがあり、腎臓もその代表格とされます。そのため、腎臓は突然、壊れるようなイメージがありますが、実際には、腎臓の中にいる細胞たちが、他に悪影響を与えないよう、うまく連携し、修復を続けていることに私たちが気づいていないだけと言えそうです。

こうした仕組みがわかると、薬や治療法を研究する際にも、やや見方を変える必要が出てきます。これまで線維化は基本的に悪者とされてきましたが、これからはむしろ、腎臓が持つ修復作用をうまくサポートしつつ、機能低下を招くようなひどい線維化を防ぐ、という方針に変わっていくかもしれません。

ネットワークでは「なぜ?」を考えることで新発見がある

この成果は、科学研究の思考法にも面白い示唆を与えてくれると思います。「なぜ線維化するのか?」という問いには、「どういうメカニズムで?」という疑問と、「何の目的で?」という疑問の2通りがありますが、線維化研究の発端となったのは、どちらかと言えば、後者に近いものでした。

しかし、科学者の世界では目的を問うことは嫌われることがあります。これはある意味もっともなことで、細胞に「あなたは何の目的で固くなるのですか?」と聞いても答えは返ってきませんから、「ただの気まぐれだ」という説を唱えても、それを反証することはできません。答えがない問題は科学的とは言えない、というわけです。

しかし、人体のネットワークの中で起きる現象には、一つひとつに「目的性」が存在している可能性が高いことは事実です。進化の過程では、結果として「意味を持つもの」が残ってきたはずだからです。意味を持たない現象は、人体の中にはほとんど存在しません。「結果として発揮された意味」でも、私たちは広い意味で「目的」と呼ぶことがあります。心臓は何のために(何の目的で)拍動するのかと問われて、血液を循環させるためである、と答えることもそれにあたります。

そうだとすれば、新たな科学的発見をする方法論として、「目的は何かと考えてみる」ことが役に立つのは間違いありません。

また、ネットワークの側から現象の意味を探るときには、「ネットワークの維持にどのように貢献しているのか?」という問いです。それを現象の目的と言い換える場合には、十分、科学的な問いになると思います。これは、人体のネットワークに限らず、安定的に存在するあらゆるネットワークで言えることです。

細胞に「意思」はあるか？

ところで、腎臓の中で「固くなる細胞」たちですが、もともとは何をしていたかというと、実はメッセージ物質・エポを出す、重要な役割を果たしています。これは、東北大学教授の山本雅之《やまもとまさゆき》さん、同大学准教授の鈴木教郎《すずきのりお》さんの研究グループが世界ではじめて発見した細胞です。

エポを作る細胞は、ふだんは血管に張り付いており、血液中の酸素濃度を監視していますが、すぐ近くにいる「尿細管の細胞」が傷害を受けると、そちらへ移動していきます。いわば、自分の仕事を一時的に投げ出して、傷ついた仲間を応援しにいくわけです。

この移動の様子は、香川大学准教授の中野大介《なかのだいすけ》さんが蛍光顕微鏡で撮影した画像で見ることができます。いきいきと躍動する細胞の姿を見ていると、目的を果たすために、まるで意思を持って行動しているかのように思えてきます。

一つひとつの細胞が意思を持っているのか、という問いは、科学者の間でも意見が分かれるそうです。本書では細胞を擬人化した表現を何度も使っていますから、読者はなんとなく、細胞にも意思があって当然のような気がしているかもしれませんが、一つひとつの細胞は、まさに「単細胞なやつ」で、何も考えず反射的に動いているだけ、という見方もできます。「何事もシンプルに、合理的に」を信条とする科学者には、「意思などない」という人が結構多いようです。

皆さんはどう思われるでしょうか？　ここで少し、この問題を考えておきたいと思います。次章で扱う「脳」をより深く味わうための重要なステップになりますし、何より、「生命とは何か？」という根源的な問いにも関わるものだからです。

地球と月の不思議な関係

そのためにまず、宇宙の話をしてみようと思います。「突然、何を言い出すんだ？」と思うかもしれませんが、ネットワークが持つ、もう一つの大切な性質をお話ししたいのです。

地球と月には、ちょっと不思議な関係があります。月は地球の周りを回っていますが、常に同じ面を地球に向けています。これは、「月の自転周期と公転周期が同期している」と表現されます。月が地球の周りを一周(公転)する間に、ちょうど月自身も一回転(自転)するので、常に同じ面を地球に向けているということです。

この同期は完全であるため、何百年経っても、地球から見える月の面は変わりません。地球と月は、ともに太陽の周りを大きく公転していますから、かなり複雑な動きをしていることになります。長い時間が経てば、少しぐらいズレても良さそうなものですが、決してズレることはありません。

こんなに同期しているのは、あまりにも出来過ぎなのではないか？　「月の裏側には宇宙人の基地があって、地球人から隠しているのだ」などという説が、子どもたちの間で時々、流行《はや》ったりします。そこに**何者かの「意思」を感じてしまう**のです。

実際は、もちろん宇宙人の仕業ではなく、この同期は自然に起きています。その証拠に、木星など太陽系の他の惑星でも、衛星の自転と公転が同期しているものがいくつもあります。いまは同期していない衛星でも、多くの場合、いずれ公転と自転が自然に同期する運命にあります。

この同期が起きるのは、皆さんご存じの万有引力によるものです。地球と月が万有引力で引き合っていると、同期させる力が自然に働きます。なぜそうなるのか、ここでは詳しく説明しませんが、高校生ぐらいの物理の知識があれば大枠は納得することができますので、興味のある方は天体の運動を解説した本をご覧いただければと思います。

地球と月は、ネットワークを作っています。「引き戻す力」として働いているのは、もちろん万有引力です。極めて単純な物理法則によって成り立つネットワークですが、引き起こす現象は単純とは限らず、その性質は人体のネットワークにも共通するものがあります。

ネットワークに、外から力を加えるとどうなるか？　たとえば、少し大きめの隕石《いんせき》がぶつかって、月の自転速度が変わったとします。すると、月の自転が速すぎる場合は、回転にブレーキをかける方向に、逆に自転が遅すぎる場合は、回転を速くする方向へとネットワークが反応します。地球と月のネットワークは、外力を全体で吸収して、だんだんと同期した状態に引き戻してしまうのです。

もし、この現象が単純な物理法則によって説明できると知らなかった場合、何があっても常に同期していく月の様子を見て、「なんらかの意思がある」と感じても、少しもおかしくないと思います。

生命に限らず、**ネットワークの一般的な性質として「相互作用するネットワークが起こす現象は、まるで意思を持っているかのように見えることがある」**と言えます。こうした例は、自然界に他にもたくさん存在しています。

さて、ここまで読むと、勘の良い人は「はは～ん、細胞には意思がないと言うつもりだな？」と先読みするかもしれません。さあ、どうでしょうか……。次に、細胞のことを考えていきたいと思います。

細胞の中にも、巨大ネットワークがある

実は、細胞の中には非常に複雑なネットワークが存在しています。「細胞内シグナル伝達」と呼ばれる、そのネットワークの研究は、現代の分子生物学の最重要課題の一つです。

世界中の科学者が必死に調べ続けていますが、まだまだ全容解明にはほど遠い状況にあります。というのも、何万種類もの物質が関わり、複雑かつ高速に相互作用している驚異のネットワークだからです。

第4章で「人体は、ネットワークのネットワークだ」と言いましたが、人体の最小構成員だと思われていた**「細胞」の中にも、すさまじいネットワークがあり、外のネットワークと密接に接続している**のです。

では、細胞内のネットワークの構成員は誰かというと、一つひとつの物質（分子）です。ある物質が、別の物質を作ってメッセージとして発信し、それをまた別の物質が受け取って、なんらかの行動を起こす、という、ちょっと信じられないようなネットワークです。

「物質が、メッセージを出す」とか「物質が、行動を起こす」と言われても、想像もつかないかもしれません。「物質まで擬人化するなんて、やり過ぎだ」と思う方もいるでしょう。しかし、たんぱく質や「核酸（DNA、RNA）」と呼ばれる物質のふるまいを知ると、一つひとつの物質がまるで生きているかのように思えるほど、複雑なことをやってのけていることがわかります。

たとえば、DNAの情報からたんぱく質が作られる過程も、われわれ一般人が聞けば、一つひとつの物質が生きているかのように感じます。また、作られたたんぱく質は、細胞内でさまざまな物質を変化させる酵素として働いたり、一部のものはメッセージ物質として細胞の外へ出て、人体のネットワークの伝令役となりますが、**できたばかりのたんぱく質は、そのままでは働けないことが多く、別のたんぱく質が介添えして一人前にしてあげます。**その様子も、まるで生き物のように思えます。

ちなみに、介添え役のたんぱく質は「分子シャペロン」と呼ばれます。シャペロンとは、昔、社交界でデビューしたての貴婦人に付き添った世話係のことだそうです。細胞の中では、科学者でさえ擬人化したくなるようなドラマが物質によって演じられているのです。

さすがに「物質に意思がある」とは誰も言わないと思いますが、そのふるまいは非常に複雑に見えます。それもそのはずです、二つの天体がただ引き合うだけでも、意思を感じさせるほど複雑な現象が起きているのです。それに比べ、細胞内で働いている物質の構造は、地球と月の場合よりずっとずっと複雑です。

たとえば、たんぱく質は、多彩な原子が数百から数万個、あるいはそれ以上の数が集まって相互作用し、一つの分子が形成されています。つまり、**物質は、原子によって構成されているネットワークであって、その複雑さを考えれば、「まるで意思を持っている」ようなふるまいをしても、何の不思議もない**のです。

さて、細胞の中には、一つひとつでも十分意思を持つかのように思える物質が何万種類もあり、数十億個以上も相互作用しています。細胞内のネットワークは、想像を絶する複雑さを持っています。その全体に意思を感じてしまったとしても、当然のこととしか言いようがありません。

細胞には意思がある、でも……

細胞が外からの刺激に対して、どう反応するかは、細胞内のネットワークによって決められます。「単細胞なやつ」の反応は、決して単純ではありません。ネットワークの状態によって、反応はさまざまに変化します。

外界からの数多くのインプットを統合して、細胞の行動が決定されていきます。また、細胞にも、ある種の「記憶」があり、それを基に「思考」をしていると言いたくなる現象が、いくつも見つかっています。

「細胞には意思があるか?」という問いの答えは、「意思」という言葉の定義にもよりますが、一般的な意味で捉えて、一般人感覚で言うならば、「細胞には意思がある」と言っておかしくないほど、細胞の行動は高度なものだと思います。ただし、それは細胞内のネットワークによって生み出される自然現象であって、一つひとつを分解していけば、物理法則によってすべてを説明できる可能性が高いものでもあります。

そんなはずはない、意思には（あるいは、生命には）、何か「特別なもの」（たとえば、神に関わるような何か）があるはずだ、と言う人もいるかもしれません。**そうした特別なものが「ない」という根拠はありません。ただ、「ある」という根拠も、現在の科学では見あたりません。**

「あってほしい」と願う気持ちは、否定できません。多くの人が、生命は特別なものであってほしいと感じ、自分自身の存在が単純な物理法則ですべて説明できるとは思いたくないでしょう。ただ、まだその答えはわからず、特別なものは「ある」かもしれませんし、「ない」かもしれません。

しかし、地球と月のように、ごく単純なネットワークでさえ、何かの意思を感じさせるような現象を引き起こせる、というネットワークの特性を踏まえた上で、細胞の中で起きていることを一つひとつ理解していくならば、もし特別なものがなかったとしても、複雑な細胞のふるまいを十分説明することが可能であることは、認めざるをえない気がします。

さらに言えば、もしそうだとしても、生命の尊厳は少しも損なわれることはなく、むしろ、私たちの周囲をとりまいている自然、風や、波や、大地を動かすのとまったく同じ法則によって、自分自身の命が営まれていることに、特別な感慨を覚えます。

皆さんは、どう思われるでしょうか？「何を言っているのか、さっぱりわからん！」

と言われるかもしれません。やはり、「意思」について考えるには、次章の「脳」を見てからの方が良さそうです。また、細胞の行動については第9章を読めば、もう少し具体的な姿が見えてくるはずです。

ここでは、**「細胞とは、意思を持っているとしか思えないほど、複雑なことができる存在である」**と述べるにとどめ、先に進むことにしたいと思います。

補足・惑星と衛星の複雑な関係

宇宙や物理に興味がある人に向けて、少し補足です。そうした人の中には、先ほど話の始まりに使った「地球と月の関係」を不思議とは思わず、それ以降の話にも、いま一つ乗りきれなかった方がいるかもしれません。ここでは、惑星と衛星の関係が本当はもっと複雑なものであることを補足しておきます。

地球と月の関係は、万有引力の結果として生じる「潮汐力《ちょうせき》」で説明できることはご存じかと思います。実は、潮汐力がもたらす現象は、かなり多彩です。

たとえば、潮汐力は衛星の自転と公転を同期させるだけでなく、衛星の公転軌道にも影響を与えています。太陽系の主な衛星は、ほとんどが惑星の自転と同じ向きに公転していますが、その理由には潮汐の影響が含まれます。

実は、衛星の公転方向が、惑星の自転に逆行している場合、潮汐力によって衛星はかなり速やかに、惑星へ落とされてしまうのです。海王星の衛星トリトンは、数少ない逆行する衛星の一つですが、いまも海王星に向かって軌道を下げており、いずれは落下するか、粉々に砕けると考えられています。

また、順行していても、衛星の公転速度が惑星の自転より速い場合は、落とされてしまいます。火星の衛星フォボスがその例で、こちらも徐々に落ち続けています。

安定して回り続けられる衛星は、順行し、かつ、公転速度が惑星の自転よりも遅い場合（つまり、地球と月のような場合）のみです。逆行もダメ、速すぎもダメ、まるで惑星が、「自分の意に反する」衛星を落としてしまうかのようだ、というと言い過ぎでしょうか？

一方、「意に沿う」場合、惑星は衛星にエネルギーと角運動量を与え、その結果、衛星の軌道はどんどん上昇していきます。いわば、「元気」を与えるわけです。このとき惑星は自らの自転速度を遅くすることと引き換えに衛星に元気を与えており、これもなかなか面白いことです。

月も、いままさに地球から元気をもらっている最中です。月はどんどん離れ、地球の自転は遅くなっています。最終的に地球と月は互いに向き合いながら、ダンスを踊るようにクルクルと回り続けるようになると考えられています（ただし、そうなる前に太陽が終焉を迎え、膨張に呑《の》み込まれるだろうという説が一般的です）。

今回は、「惑星目線」で書いてみました。「衛星目線」で語れば、もう少し別のストーリーになります。さて、これでもかなり省略した部分がありますが、どうでしょうか、こうした惑星と衛星のふるまいに、生命現象にも通じるような「複雑さのタネ」が宿っていることを感じていただけたでしょうか？

これらは、もし、メカニズムを知らなかったとすれば、何かの「意思」を感じてもおかしくないような現象です。それが、たった二つの天体が万有引力でただ引き合っているという単純な相互作用だけで起きることは、非常に興味深いことです。

なお、ここまでの話が成り立つには、万有引力の他に、天体が柔らかいことも必要ですが、そもそも完全な剛体は存在しないので、常に満たされている条件です。ただ、柔らかいことが「意思」や「生命」を感じさせる現象の条件になっているという事実は、少し示唆的な部分があります。

柔らかいことは、それがネットワークであることを意味しているからです。先ほど、たんぱく質などの物質も一つのネットワークであると述べましたが、同様に、地球全体も一つの大きなネットワークなのです。

いずれにしても、「相互作用するネットワークが起こす現象は、まるで意思を持っているかのように見えることがある」という部分に違和感がなくなれば、後の話にはまったく影響しませんので、このぐらいにしておきましょう。

第8章 脳

いよいよ「脳」の話が始まります。ここまで、人体は脳が支配しているのではなく、臓器同士・細胞同士が語り合って、私たちの生命を支えていることを見てきました。もはや脳は特別な存在とは言えないのでしょうか？

それは違います。脳は支配者ではありませんが、人体のネットワークの中で非常に特別な存在です。それどころか、**ネットワークという視点で見ると、脳という臓器の特別さがさらに際立ってくる**のです。

脳科学は一般にも関心の高い分野で、さまざまな雑誌や書籍、テレビ番組でも毎日のように取り上げられています。読者の皆さんも、脳については、いろいろと聞いたことがあると思いますが、本書では、「ネットワークとしての人体」という視点、「臓器同士・細胞同士の会話」という視点から脳を見ていきますので、一般的な脳科学の本の中では、あまり語られない部分にもスポットを当てていきます。

実は脳内で行われている神経細胞の活動も、「細胞同士の会話」と呼べるものです。**細胞同士がやりとりする無数の会話が集まることで、人間の思考や記憶という、精神活動が成り立っている**のです。

今回、脳の話を進めるにあたって、取材の過程に遭遇した、三つの「脳科学の常識大転換」を軸にしてみたいと思います。ほんの10年ほど前まで、脳科学の大前提とされていたことが、最新の研究では、まったく通用しなくなってきています。でも、医学の教科書にはまだ古い考え方がそのまま書かれていたりするので、医師でさえ知らない場合もあります。そうした新事実の一つひとつが、脳の活動は細胞同士の会話である、という考え方に結びついていきました。

まず、手始めに**「血液脳関門」**と呼ばれる仕組みを紹介します。この仕組みを知ると、人体のネットワークの中で脳がいかに特別なものかを感じられます。そして、そこから認知症の治療薬がなぜ難しいのか、それを最新科学がどう突破しようとしているかも見えてきます。

人体のネットワークを駆け巡るメッセージ物質が、脳にはほとんど入っていかない、という事実。なぜ、そんな仕組みがあるのか？　知っているようで知らない、脳の仕組みをお楽しみください。

全身からのメッセージを意図的にブロックする仕組み

杜の都・仙台は学都の誉れも高く、中核をなす東北大学のキャンパスは、街の中心部から、伊達政宗が城を構えた青葉山までの広い範囲に点在しています。「人体」シリーズの取材を始めて、まだ間もないころのこと、山の上にある薬学部キャンパスに、同大学教授で血液脳関門研究の第一人者、寺崎哲也《てらさきてつや》さんを訪ねました。

まず、血液脳関門とは何か、簡単に説明しておきます。実は、血液中を流れているメッセージ物質は、脳の神経組織の中に自由に入ることはできません。つまり、血液と脳の間には、メッセージ物質の通過を阻む関門があるということです。「関門」というと、どこか1か所にあるようなイメージですが、実際には、脳内に張り巡らされた血管の壁が、全体として関門の役目をしています。

脳の血管には、他の臓器と大きく違う特徴があります。血管をゴムホースにたとえると、他の臓器では、いわば穴だらけ。血管の壁を形作る細胞同士の結合がゆるく、周りの組織に直接、血液中の物質がしみ出していくような構造になっています。栄養やメッセージ物質を効率良く届けるためには、その方が都合が良いのですが、脳の中ではそうなっていません。

脳の血管は、他の臓器と比べて非常に緻密で、血管の壁を作っている細胞同士がぴったりとくっついた構造になっています。そのため、血液中を流れる物質は、血管から外に漏れ出しません。いわば穴のないホースが、血液を周囲の神経細胞から隔離しています。このように血液脳関門の実体を担っているのは、血管の細胞たちです。

もちろん、周囲の神経細胞は血液からの栄養を必要としていますから、すべての物質をブロックしてはいけません。「通す、通さない」の選択はどう行われるのでしょうか？

少し前まで、血液脳関門を通過するかどうかを決めるのは、主に「物質の大きさ」だとされていました。小さな物質は通過できるけれども、大きな物質はブロックされる。血液脳関門は、「ふるい」のような物理的な障壁だと考えられていたのです。ですから、医学の教科書には「分子量が大きなペプチドやたんぱく質は通過できない」と書かれていました。

この教科書の記述は、番組にとってはかなり重大なことでした。実は、本書でこれまでに取り上げてきたメッセージ物質の多くは、「分子量が大きなペプチドやたんぱく質」に分類されるものです。レプチンやインスリンなど、「脳に働きかける」と紹介したメッセージ物質も、通過しないとされる大きさでした。もし血液脳関門を通過できないのなら、脳はこれらのメッセージ物質を受け取れないはずです。当然、メッセージ物質が脳に働きかけるという話もウソだということになってしまいます。

この心配は、本書を執筆している時点では笑い話に近いのですが、取材を始めた当時は決して小さなことではありませんでした。実際、**一つひとつのメッセージ物質が脳に入れるかどうかは、科学の世界でも長い間、論争になっている場合があります。**レプチンが血液脳関門をどのように通過するかに関しては、現在でも、まだ完全に解明されたとは言えない部分があるほどです。インスリンも、いまでこそ教科書に「血液脳関門を通過する」とはっきり書かれていることが多いのですが、「通過しない」と考えられていた時代がかなり長くありました。

そんなわけで、取材の過程では、教科書に書かれていることと、最新の論文のギャップに戸惑うことが多かったのです。はたして脳はメッセージ物質を受け取っているのか？血液脳関門を正しく理解しようと、寺崎さんに疑問を投げかけました。

寺崎さんの答えは明確でした。

「血液脳関門は、単なる物理的な障壁ではありません。血液中の物質を、選択して通す仕組みです」

血液脳関門の実体である血管の細胞たちは、**血液中から必要な物質を選び出して、神経細胞のいる領域へと積極的に入れる仕組み**を持っているのです。ですから、インスリンなどの分子量が大きな物質も、血液脳関門を難なく通過することができます。

この仕組みは、物質ごとに「通す、通さない」を決めることができます。血管の細胞が持っているインスリン専用のアンテナのような装置（受容体）がキャッチすると、番組で「秘密の扉」と表現した仕組みが発動します。血管の細胞は、血液中からわざわざインスリンを引き込んで、袋のようなものに入れて輸送し、神経細胞がいる領域へ放出するのです。

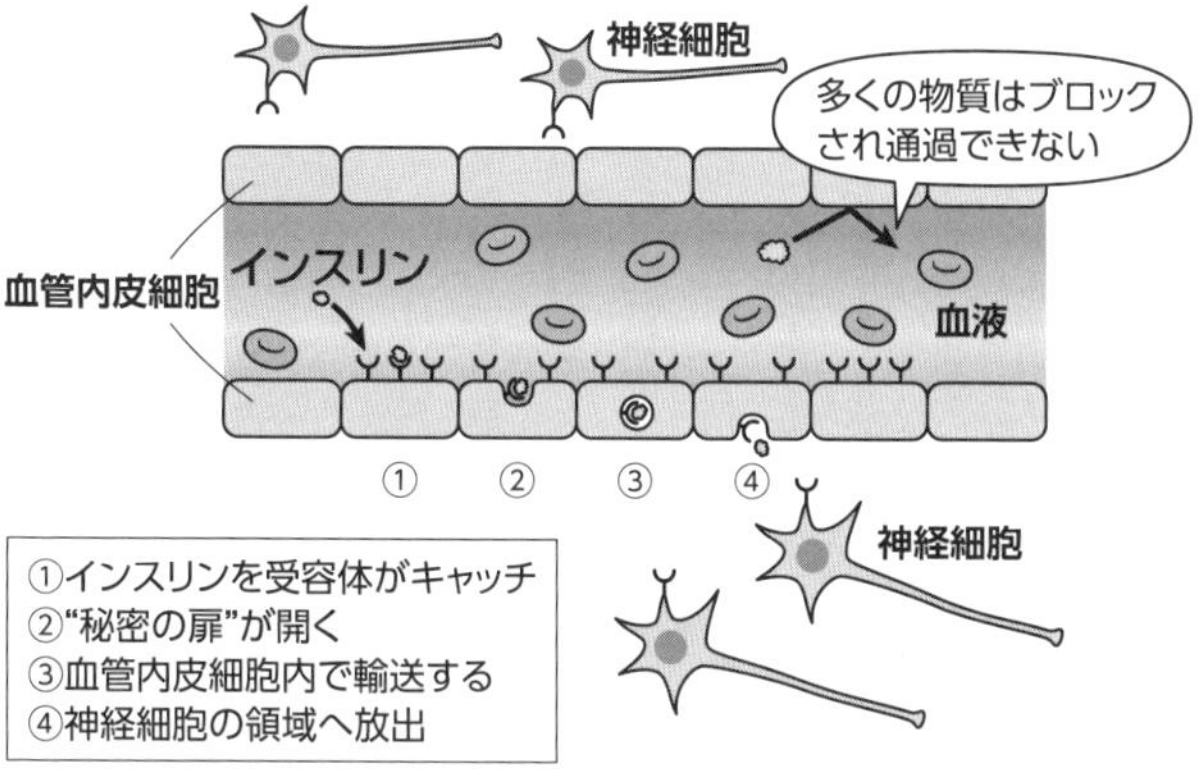

血液脳関門の仕組み

さらに、血管の細胞は物質を「入れる」だけでなく、「出す」働きも持っています。神経細胞がいる領域から、不必要な物質を猛スピードで汲《く》み出して、血液側に排出するポンプのような装置があります。これによって、神経細胞がいる領域は常にクリアな状態に保たれるようになっているのです。

血液の側と、神経細胞の側で、あまりに見事に物質が仕分けされているため、昔の研究手法で見たとき、まるで物理的障壁で分離されているかのように誤解していただけでした。

血液脳関門は、単なる物理障壁ではなく、物質を選択的に出し入れしている動的なインターフェースである。これが脳科学における常識大転換の一つめです。寺崎さんたちの研究で、20年以上前から、血液脳関門の理解は大きく変わってきていました。

しかし、研究成果が浸透していくのには時間がかかります。すべての教科書が書き換えられるまでのタイムラグは、数十年スケールなのだと思い知らされた経験でした。「最先端の研究は、教科書を疑うことから始まる」。これは、科学の普遍的な真実であるに違いありません。

血液脳関門はなぜ必要か?

脳だけが持っている血液脳関門という仕組みは、脳の特別さを際立たせています。これまで、全身の臓器や細胞は、メッセージ物質を介して情報をやりとりしており、血管はすべての細胞を結ぶ情報回線である、と紹介してきました。しかし、脳だけはちょっと違っていることになります。

脳の神経細胞は、血液脳関門を介して、必要なメッセージはちゃんと取り入れています。でも逆に言えば、不必要なメッセージは取り入れていない、ということです。実のところ、ほとんどのメッセージ物質は血液脳関門によってブロックされ、脳の神経細胞には届かないのです。

さすがは脳、やたらに他の臓器の言うことを聞いたりしない「孤高の存在」という感じがし

できます。ですが、これは単なるわがままではなさそうです。脳が思考する仕組みを考えると、他の臓器からのメッセージをブロックしなければならない理由があることに気づきます。それは、脳の中で行われる「細胞同士の会話」を守ることなのですが……。では、いよいよ、脳の主役とも言える神経細胞たちのお話です。私たちが「思考する」とはどういうことなのかを見ていきましょう。

神経細胞のネットワーク

脳の神経組織については、ご存じの部分も多いと思いますが、改めて短くまとめておきたいと思います。脳の中には1000億個とも言われる神経細胞が網の目を作っています。これこそが、脳の本体、思考を司る部分です。

一つひとつの神経細胞は、ときに数十センチメートルにもなる長い突起を伸ばしており、細胞同士が複雑なつながりを作っています。この神経ネットワークの中を、電気信号が駆け巡ることで、思考や知覚、記憶などの高度な活動が行われています。

複雑な回路の中を電気信号が走り回る姿は、コンピュータの電気回路にそっくり、と思われがちですが、根本的な違いが一つあります。**脳の神経ネットワークの中での情報伝達は、電気信号だけで行われるのではない**、ということです。

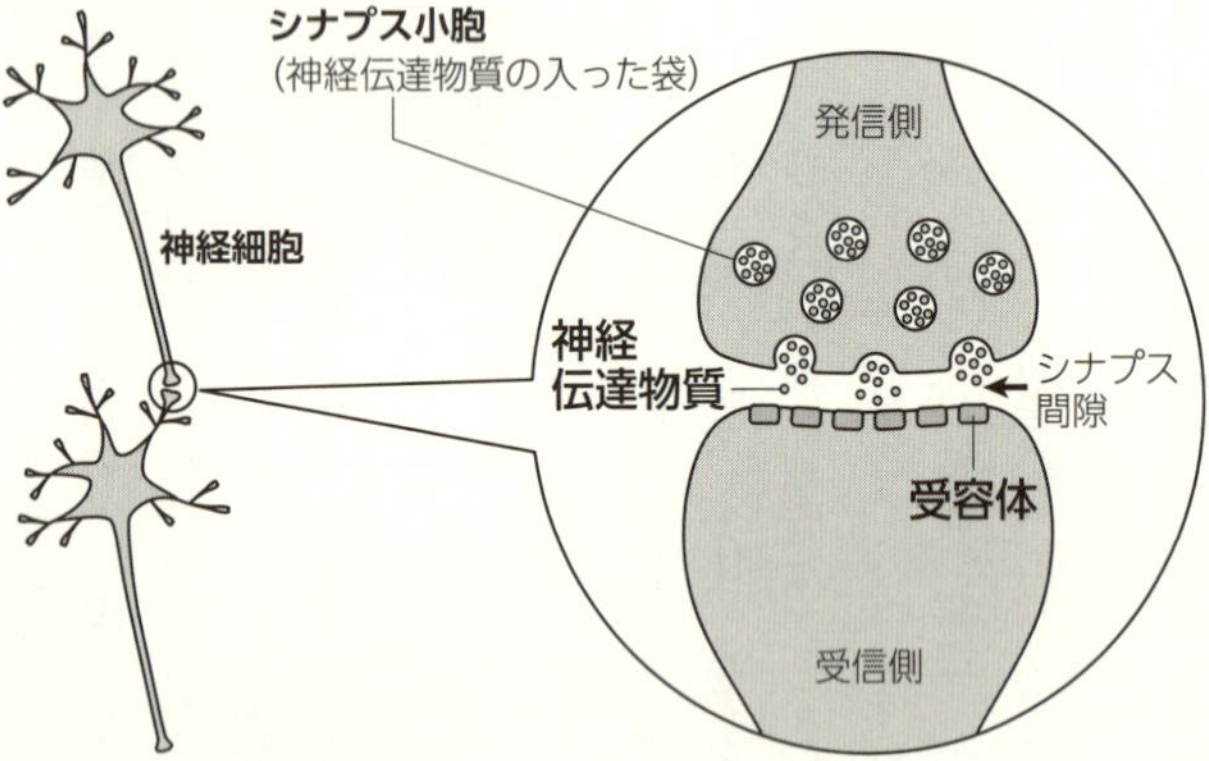

シナプスの仕組み

神経細胞同士をつなぐ接続部分である「シナプス」には、「シナプス間隙《かんげき》」と呼ばれる隙間があり、電気信号は直接伝わらない構造になっています。

そこで、情報を発信する側の細胞は、シナプス間隙に「神経伝達物質」を放出します。細胞から細胞へ情報を伝える物質ですから、これもメッセージ物質の一種と言っていいものです。「グルタミン酸」や「GABA《ギャバ》」など、数十種類の神経伝達物質が知られています。神経伝達物質を受信側の細胞が受け取ると、新たな電気信号が発生して、また別の細胞を目指して信号が送られていきます。

このように、脳の中で電気信号が使われるのは、あくまでも一つの神経細胞の中で信号を運ぶときだけで、**隣の細胞に信号を受け渡す際に**

は、ほぼ必ず「物質」を使っているのです。

ここで一つの疑問がわいてきます。なぜシナプスには隙間があるのでしょうか？　神経細胞同士が隙間をなくし、がっちりと手を結んでしまえば、電気信号を直接やりとりすることもできるのです（実際、そうなっている場所もあります）。わざわざメッセージ物質で仲介していることには、何か意味があるのでしょうか？

もし、シナプスが単純に電気信号のリレーしかしていないとしたら、隙間があることに、意味は感じられないかもしれません。しかし、**シナプスの働きはそんなに単純なものではない**のです。

ここで脳科学における常識大転換の二つめを紹介しましょう。ほんの10年ほど前まで、「デールの原理（法則）」というものが広く信じられていました。「一つの神経細胞は、1種類の神経伝達物質しか出さない」という考え方で、1936年にノーベル医学・生理学賞を受賞した、イギリスの脳科学者ヘンリー・デールが提唱しました。医学の教科書も、この考え方を基本に書かれていましたから、いまでも信じている医師が少なくないかもしれません。

しかし、最近の研究では、この考えは正しくないことがわかってきました。一つの神経細胞からは、複数の種類の神経伝達物質が出ています。シナプスの隙間では、いくつもの神経伝達物質が飛び交い、相互作用しているのです。

つまり、シナプスは単純な電気信号のリレーを行う場所ではなく、細胞同士がもっと高度なコミュニケーションをする場所だということです。もしシナプスが、単純なオン・オフの切り替えしかできなければ、それは0か1かで情報を処理するコンピュータと同じで、電気回路と基本的に変わりません。しかし、実際には**神経細胞のネットワークは、さまざまなメッセージ物質を使って、複雑なコミュニケーションをしています。まさにそれは細胞同士の「会話」と呼ぶにふさわしいものだと言えます。**

ちなみに、メッセージ物質は1種類だけでも、電気信号よりずっと高度な情報伝達が可能ですが、複数の物質を使えば、さらに複雑なことができる、ということです。

また、脳内で働くメッセージ物質の中には、もっと広範囲に、長期にわたって影響を与えるものがあります。これらは「神経修飾物質」とも呼ばれ、いわば細胞同士の会話の「雰囲気作り」をしています。最新研究では、神経細胞がシナプス以外の部分からもさまざまなメッセージ物質を出して「雰囲気作り」をしていることがわかってきています。

前章で「細胞とは、意思を持っているとしか思えないほど、複雑なことができる存在である」と述べました。単体でもかなり高度なことができる神経細胞たちが、何百億とつながってネットワークを作り、高速に会話しているのが人間の脳の活動です。

相互作用するネットワークは、複雑な現象を生み出します。たった二つの天体が引き合っているだけの、ごく単純なネットワークですら、まるで意思を持っているかのように思える現象を引き起こすのですが、**脳という驚異的なネットワークが生み出す現象の複雑さは、まさに別次元のすさまじさ**があると言えるでしょう。私たちは、それを「思考」と呼び、そこに「意思」を見いだすのです。

こうして考えると、脳はやはり、非常に特別なものであると感じます。前章で、「細胞には意思があるか?」という問いを考えましたが、脳の活動に対して用いる「意思」という言葉を、安易に他の現象に用いるのは差し控えた方がいいのかもしれません。

しかし、脳の高度な活動も、一つひとつの細胞たちの活動に分解していくことができるものであることは、また事実です。

すべては、ネットワークのなせる業です。いまあなたの脳の中でも、神経細胞が盛んにメッセージ物質を交換し、会話しているはずです。そこから生まれる思考は、どんな答えを出しているでしょうか?

雑音がない静謐な空間

さて、脳内の思考を支えている仕組みがわかると、血液脳関門が必要になる理由もわかってきます。血液中に含まれている全身の臓器からのメッセージ物質が、もし無制限に脳の神経組織に入ってきたら、どうなるでしょうか?

シナプス間隙に不必要な物質が入れば、電気信号が誤って発生してしまう可能性があります。あちこちで余計な信号が生み出され、本来の神経細胞同士の会話を邪魔してしまいます。また、広い範囲に作用する神経修飾物質も、外からのメッセージ物質とごちゃ混ぜになれば、正しく働くことはできないでしょう。

そんなことになれば、脳は大混乱です。神経細胞同士の会話は複雑かつ、高速に行われるものです。その会話を正常に行うためには、なるべく外からの雑音が少ない、静謐《せいひつ》な空間でなければなりません。神経細胞がいる領域から不必要な物質を排除し、脳の思考を守っている仕組みが、血液脳関門だと考えられるのです。

創造性、自由意志、ひらめき

神経細胞のネットワークと、コンピュータの電気回路の違いは、私たち人間の「創造性」とか「自由意志」、あるいは「ひらめき」と呼ばれているものにつながっている気がしてなりません。電気回路に支えられるコンピュータは、一つのインプットに対して常に同じアウトプットを返してくれます。決して計算間違いをしない、コンピュータのすばらしい特性です。

しかし、脳はそうではありません。まったく同じ問題を解いていても、なぜか計算間違いをしてしまうことがあります。これは、同じ内容のインプットを、2回したとしても、神経細胞レベルで考えると、完璧に同じにはならないからだと考えられます。

細胞の末端、シナプスに蓄えられている神経伝達物質の量は、1回めと2回めでは違っているでしょう。受け取る側の細胞の状態も、毎回違うはずです。周囲に漂っているメッセージ物質の量も、一定ではなく、変化していきます。ですから、**細胞同士の会話には「まったく同じこと」は二度と起きない**のです。

こうした、脳が持つ特性は、計算問題であれば「間違える」という困ったものですが、もっと複雑な問題について考えるときには、「別の回答を生み出せる」と、肯定的に捉えることができます。

コンピュータは、回路もプログラムも同じであれば、同じ答えしか出しませんから、創造性と呼べるものは、なかなか生まれません。しかし、神経細胞同士の複雑な会話によって生み出される脳の思考は、まさに千変万化。**ちょっとした脳内の違いによってまったく別の結論に行き着く可能性を秘めている、それは私たちの脳の特技**であると言えるでしょう。

何も考えず、「ぼーっとしている」状態に現れる、脳の基本的な活動「デフォルト・モード・ネットワーク」が、「ひらめき」を生み出すという最新研究を番組でご紹介しました。私たちの脳は、集中しているときよりも、ぼーっとしているときの方が、脳内の広い領域をつなぐネットワークが活性化していることがわかってきています。

これは、私たちが意識して考えていることは、脳の活動のほんの一部であり、神経細胞同士の会話は、意識の外でも常に行われていることを意味しています。そして、**無意識に行われる細胞の会話にこそ、「ひらめき」の素《もと》が潜んでいる**というのです。

いったい、脳の細胞たちは何を語り合っているのか？　現在の脳科学は、ほとんど解明できていないのが実情です。

私たちの意識は、脳の活動のほんの一部をモニターしているに過ぎません。人間は、全身の臓器同士・細胞同士が交わすメッセージのやりとりをまったく意識できないのと同様に、脳内で交わされている神経細胞同士の会話すらも、全然捉えられていないのです。

「わたし」とは、わたしの脳である、と考えられてきましたが、どうやらそうではありません。「わたし」とは、わたしの脳の活動のほんの一部を見ている存在である、というのが、最新科学が出しつつある答えなのです。

ですから、私たちが「ある日突然ひらめいた」と思っていることも、もしかすると脳の神経細胞たちがずっと考え続けた結果かもしれません。そう思うと、「ぼーっと過ごしてしまった日もムダではなかったかも」とちょっと気楽になれます。もちろん、ずーっと、ぼーっとしていてはいけないことは言わずもがなですが……。しっかり勉強し、しっかり考え、しっかり休む、それが脳を有効活用するコツだと言えるでしょう。

認知症治療薬への新たな挑戦

番組では、血液脳関門と関係して、現在開発中のまったく新しいタイプの認知症治療薬についても紹介しました。

認知症の代表格であるアルツハイマー病の原因はいまだに解明されていませんが、患者の脳内に「アミロイドβ《ベータ》」というたんぱく質がたまっており、これが神経細胞を壊しているという説が有力視されてきました。そこで、脳内にたまったアミロイドβを分解する薬の開発が進められています。しかし、まだまだ道は険しいようです。

その理由の一つとして、**薬の多くが血液脳関門を通過しない**、という事実があります。せっかく薬を飲んでも脳の神経組織に入っていかなければ、意味がありません。脳を守るための仕組みがアダとなり、脳の治療を難しくしているのです。

しかし、血液脳関門の研究が進んだことで、突破口が見え始めています。カリフォルニア大学ロサンゼルス校名誉教授のウィリアム・パードリッジさんのグループは、「トロイの木馬型」と呼ばれるタイプの新薬を開発しています。

ギリシャ神話に登場するトロイア戦争の逸話では、堅牢《けんろう》な城壁を突破するために、ギリシャ軍が巨大な木馬の中に兵士を潜ませ、敵に自ら運び入れるよう仕向ける作戦を使いました。これと同様に、血液脳関門が自ら薬を運び入れるように仕向けるのが、トロイの木馬型の薬です。

このタイプの薬では、脳内で薬として働く物質に、血液脳関門を突破するための部分、いわば「木馬部分」をくっつけてあります。たとえば、インスリンにそっくりの木馬部分をくっつけておくと、脳の血管にあるインスリン受容体に結合して、前述の「秘密の扉」が開き、神経細胞のいる領域へと運ばれていきます。こうして送り込まれた薬が、神経組織で働くのです。

世界では、トロイの木馬型の薬の臨床試験が始まっています。脳の中に余計な物質がたまってしまう「ハーラー病」という難病の子どもたちが、このタイプの薬で症状が改善しつつあるそうです。トロイの木馬型の薬を使えば、近い将来アルツハイマー病の治療も可能になるかもしれないと期待されています。血液脳関門の理解が進んだことで、まったく新しい治療戦略が生まれているのです。

人体の仕組みを解き明かすことは、新たな治療のアイデアを生み出すことにつながります。

人体はネットワークであり、病気はネットワークの変化ですから、治療は一筋縄ではいきませんが、長い医学の歴史の中では、たった一つの薬が治療に革命を起こした事例がいくつもあります。

新しい発想の薬には、劇的な変化を起こす可能性が秘められています。治療を待ち望む人々の姿を目の当たりにすると、たとえどんなに困難だとしても、病の克服へ向けた努力を諦めてはいけないのだと強く感じます。

「脳の細胞は一度死ぬと、復活しない」は本当か？

さて、いよいよ脳科学の常識大転換、三つめをお話ししたいと思います。この転換は、私たちの記憶の仕組みと密接に結びついています。「脳は年齢とともに衰えていく一方」と思い込まれていましたが、もしかするとそうではないかもしれません。

「大人になった脳では、新たな神経細胞は生まれない」

これは、１９０６年にノーベル医学・生理学賞を受賞したスペインの神経解剖学者、ラモン・イ・カハールの論文から生まれた考え方で、「カハールのドグマ（教条）」などとも呼ばれています。１００年近くにわたって信じられてきたドグマですから、どこかで聞いたことがあるという人も多いのではないでしょうか？

子どものころ、「頭を叩くと脳の細胞が1万個死んで、二度と復活しない」という話が、まことしやかに流通していたことを思い出します。この話をする子は、必ずと言っていいほど、まず頭を叩いてくるのが不思議でした。

1回叩くと死ぬ細胞の数は、一千個だったり、百万個だったりするのですが、「二度と復活しない」という部分はブレません。細胞が何なのかすら、まだろくに知らない子どもたちの間にまで、カハール大先生のドグマが行き渡っていたことは驚きに値します。

結論から言えば、どうやらこのドグマは間違っていました。長年、世界の科学者の支持を受けていたドグマを覆すまでには、いくつもの研究の積み重ねが必要でしたが、スウェーデンにあるカロリンスカ研究所の教授、ヨーナス・フリゼンさんのグループが、「健康な大人の脳で神経細胞が新たに生まれている」ことを示し、ほぼ決着したと言われます。

この研究では、「炭素14」と呼ばれる物質を使い、神経細胞が生まれた時期を特定しました。炭素14は、いわゆる「放射性同位体」の一つで、これを使った年代測定は考古学の分野でよく行われます。しかし、フリゼンさんのグループが脳の細胞新生を確かめるために使った方法は、それとはちょっと違っていて、1960年ごろに盛んに行われた核実験の影響で大気中に増えた炭素14を利用しています。

もちろん、健康にただちに影響が出るほどの放射性物質の量ではないとしても、この時代を生きた人間の体にはすべからく核実験の影響が刻まれているという事実は、考えさせられるものがあります。そして、そんな科学の負の側面が、人体を知るための研究に利用されたことは皮肉な話です。

さて、この方法を使って調べたところ、**脳の神経細胞は大人になった後でも、日々新たに生まれていること**がわかりました。新生が盛んに起きていたのは、脳の中で記憶を司る「海馬」と呼ばれる部分で、1日に700個ほどのペースで神経細胞が生まれ続けていると推定されました。これは決して少ない数ではありません。

さらに、さまざまな研究によって、新たに生まれる神経細胞が、記憶や学習といった機能に重要な役割を果たしていることもわかってきました。マウスやラットを使った実験では、「空間記憶」が優れている個体は海馬での神経細胞の新生が多いことや、神経細胞の新生を阻害すると学習能力が著しく低下することなどが示されています。また、カナリアが新しい歌を覚えられるのは、新しく生まれた神経細胞のおかげである、という面白い研究もあります。

やはり、人間は長生きしていい！

さて、脳とコンピュータには、もう一つ決定的な違いがあることが明らかになりました。

脳では、回路を構成する細胞が、日々新たに生まれており、それらの細胞は記憶と深く関係していたのです。

人工的な記録媒体は、できるだけ変化しないように設計されています。長い時間、同じ状態を保たなければなりませんから、当然のことです。それなのに、脳ときたら、記録に関わる部分にわざわざ新たな部品を追加して、自ら変化していってしまうのです。

記憶の仕組みは非常に複雑で、まだわからないことだらけです。番組では、海馬の「歯《し》状回《じょうかい》」と呼ばれる部分が重要な役割を果たし、神経細胞たちが回路を作ることで記憶が作り出されることを紹介しました。しかし、この回路はコンピュータの回路とはまるで別物です。脳の神経組織は、固定された回路ではなく、常に変化を続ける細胞たちのネットワークなのです。思考だけでなく、記憶も、生きた細胞たちの会話によって形成されているのです。

ですから、私たちの記憶は常に変化しています。そして、必ず「忘れる」という現象も起きます。生きた細胞のコミュニケーションの結果ですから、当たり前のことです。

フリゼンさんらの研究によると、なんと**90歳の人の海馬でも、新たな神経細胞が盛んに生まれている**といいます。マウスなどでは高齢になると新しく生まれる神経細胞が急激に減ることが知られていますが、人間はそうではなかったというのです。

毎日、新たな記憶を生み出し続けているあなたの海馬では、きょうも新たな神経細胞が生まれているはずです。フリゼンさんは番組のインタビューでこう話しました。

「海馬で新しい細胞が生まれ続けているのは、人間が歳をとっても高い認知機能を維持できるよう、脳が進化したためではないか。そう私たちは考えています」

私たちの遺伝子は「長生きしていい」と言ってくれている、改めてそう感じた瞬間でした。腎臓のときもそうでしたが、他の動物に比べて人間が優れている部分は、長生きすることにつながっている場合が多いようです。もしかすると、**長生きすることこそが、人間の最大の特徴**なのかもしれません。

さて、ここまで、脳科学における三つの常識大転換を軸に、脳の不思議をひもといてきました。ほんの数年前まで、固く信じられていたことが、完全に覆されるような事態が、本当にたくさん起きています。私たちは、まだ脳のことをほとんどわかっていないと痛感させられます。

そしてそれは、いま信じていること、いまわかったと思っていることも、いつ覆されてもおかしくないことを意味します。

また何年か後に、技術がさらに進歩して、新たな発見が積み重なれば、これまでの説は否定されてしまうかもしれません。「そんなこと、本気で信じていたんだね」と言われてしまう可能性もあります。

しかし、それにおびえる必要はないでしょう。歴史を振り返り、科学の本質を考えれば、研究とは元来、そういうものだったはずです。たとえ将来、否定される可能性があるとしても、真実の探究をやめる理由には決してならないのです。

第9章 生命誕生

ここからは、「生命誕生」のお話、私たち誰もが経験した命の始まりの物語です。たった一つの小さな受精卵から、どのようにして人体は生まれるのか？　その過程を見ていきたいと思います。

大型シリーズ番組の最後から2番め、「いよいよクライマックス」というところで、このテーマに挑みました。「人体」シリーズの源流である、1989年放送のNHKスペシャル「驚異の小宇宙　人体」では、第1集のテーマが生命誕生でした。人体の神秘を最も鮮烈に示す題材として、トップを飾っていたのです。

今回のシリーズのラインナップを決めていたころも、やはり生命誕生を初回に置くべきではないかという議論がありました。

実は、生命誕生の過程こそ、シリーズの主役であるメッセージ物質が最も活躍する現場、いわば最大の見せ場となる部分です。いちばんインパクトがあるものを最初にする、という考え方はテレビの世界では定石とされています。

しかし、「臓器や細胞が語り合う」という話は、視聴者にはあまりに突拍子もないことで、いきなり本題に入ると、面食らってしまう可能性がありました。

そこで、シリーズを通して、メッセージ物質の概念に少しずつ親しんでもらい、ここぞ、というところで生命誕生の過程を見ることで、その神秘を本当に味わってもらおうと考えました。つまり、料理のフルコースでいう、メインディッシュにあたります。

おそらく、本書の読者の皆さんも既に準備が整っているはずです。もう基礎的な部分を、くどくど説明する必要はないでしょう。生命誕生の過程で働くメッセージ物質の驚くべき役割を、一気呵成《かせい》に語っていきたいと思います。

たった一つの受精卵に秘められた力

地球上に存在する物体の中で、最小の大きさで最大の価値を持つものは何でしょうか? 人それぞれ答えは違っていいのですが、「受精卵」という回答に勝るものを考えることは、なかなか難しいように思います。

ヒトの受精卵は、大きさわずか0・1ミリメートル。肉眼では、かろうじて見えるかどうかの大きさです。この中に、人体をひとりでに作り出すプログラムが詰まっています。このことがどれほどすごいことか、なかなかすぐにピンと来ないのですが、ここで少し考えてみていただきたいと思います。

あなた自身も、あなたの周りにいる人も、すべての人が0・1ミリメートルしかない受精卵から始まりました。その受精卵は、たった一つの細胞でしかありません。しかし、この細胞は、誰かに教えてもらったり、指示されたりしなくても、自分だけで人体を作り上げていく力を持っています（もちろん、母胎のサポートは必要です）。

受精卵は分裂を繰り返して、2個、4個、8個と増えていきます。最初のころは、どれもまったく同じ細胞です。しかし、次第に数が増えるうちに、いくつもの種類の細胞に変化（分化）していきます。そして、細胞たちは、構造を作り始め、さまざまな臓器が作られていきます。たった一つの細胞が、わずか9か月ほどで人体になってしまうのです。

なぜこんなことが可能なのでしょうか？

「DNAに設計図が描いてあるんでしょ？」

確かにそのとおりです。でも、それは答えになっていません。DNAという言葉さえ使えば、「魔法のように」なんでもできてしまうような気になりますが、では、そのDNAは、具体的にどうやって人体を作り上げたというのでしょうか？

私たちの体は、200種類以上の細胞が、複雑な構造を作っています。それらが**すべて、たった一つの受精卵が分裂して生まれた結果**であることは、やはり驚きに値します。その「魔法」の正体を、これから見ていきたいと思います。

人体を作り上げる「魔法」のカギを握っているのは、「細胞同士の会話」です。受精卵から分裂して数を増やした細胞たちは、互いにメッセージ物質を出し合って相談を始めます。そして、その相談の結果として人体ができあがっていくのです。

こうした仕組みの詳細は、ほとんど解明されていませんでした。しかし、最近になって、人類は生命誕生の神秘に迫るための強力なツールを手に入れ、大きく進歩し始めています。それが、番組の司会を務めた山中伸弥さんが発見したiPS細胞と、その手本となったES細胞の技術です。

iPS細胞発見の意義

ES細胞とiPS細胞は、万能細胞などとも呼ばれ、人体のほぼすべての細胞に分化が可能な細胞、つまり、受精卵に近い性質を持った細胞です。

ES細胞は、受精卵が分裂して細胞が増え始めた初期のころ、まだ一つひとつの細胞がどの臓器になるか決まっていない段階で細胞を取り出し、特殊な処理を行うことで生まれます。もともと万能性がある細胞を、維持・増殖させる技術と考えていいでしょう。

一方、**iPS細胞は、私たちの体のごく普通の細胞から作ることができます。いったん分化を終えた細胞を、もう一度受精卵に近い段階に戻す、まるで時間を巻き戻すタイムマシンのような方法です。**

iPS細胞を作るときは、皮膚や口の粘膜など、採取しやすい部分から細胞を採って、いくつかの遺伝子を与えます。たったこれだけで、ES細胞に近い状態まで、戻ってしまうのです。従来は「絶対に不可能」と言われていたことが、可能になりました。

iPS細胞は再生医療や薬の開発などの話題で、頻繁にニュースに取り上げられ、人々を救う新たな医療への貢献が大いに期待されています。しかし、「人体」シリーズの取材を進めていく中で、iPS細胞は、もう一つの大きな貢献をしていることがわかりました。それはヒトの発生学に革命的な進歩をもたらしたということです。

発生学は、受精卵から体ができるまでのプロセスを追う学問、まさに生命の神秘に挑む基礎科学の分野です。最近まで発生学の研究は動物を中心に行われてきました。もちろん、いちばん知りたいのは人間のことですが、母親の胎内で起きている現象を詳細に追いかけることは難しく、どうしても動物の研究に頼る部分が多くなります。

それが、ES細胞の登場によって、シャーレの上でヒトの細胞が分化する様子を見ることが可能になり、さまざまな実験もできるようになりました。たとえば、ES細胞から心臓の筋肉の細胞を作る、というようなことが実際に行われています。しかし、もともとは受精卵から作られたES細胞を使うことには倫理的な議論がつきまとい、まだまだ制約がありました。

そこに、ごく普通の細胞から作れるiPS細胞が登場し、研究の幅が大きく広がったのです。発生学者たちが「ヒトの細胞で研究できるようになったのは革命的な進歩だ」と口々に言っていたことが強く印象に残っています。

昨今、科学技術の研究は「実益につながること」が重視されるようになってきましたが、一方で、「もっと基礎研究を大切にしよう」という声も高まってきています。昔から医学の世界では、「臨床」と「基礎」は両輪とされ、片方だけでは成り立たないと言われます。

その意味で、**iPS細胞は基礎にも臨床にも貢献している、まさに画期的な発見**です。iPS細胞というと、ついつい再生医療だけに注目しがちですが、基礎科学にも大きく貢献する偉大な発見だったのだということを、改めて感じました。

iPS細胞を使った研究――科学者たちは何をしているのか？

では、いま世界中の科学者は、iPS細胞を使ってどんなことをしているのでしょうか？　ちょっと覗《のぞ》いてみましょう。

多くの科学者たちは、それぞれの研究室でiPS細胞を育てています。いや、「育てている」という表現は違うかもしれません。むしろ、iPS細胞が育たないようにしています。どういうことか、説明しましょう。

iPS細胞は、まだどの臓器の細胞にもなっていない多能性幹細胞ですが、ちょっとしたことで、何かの細胞に分化し始めてしまうことがあります。これを止めるには、メッセージ物質が必要です。

思い出してください、骨髄の中の造血幹細胞ニッチでは「君は、君のままでいて」というメッセージを骨の中の細胞たちが出して、造血幹細胞が分化するのを止めていました。これと同じようなメッセージ物質が、iPS細胞の培地《ばいち》にも使われています。いわば、**「育たないでね」というメッセージ入りの培地**です。

この培地には栄養分なども入っており、毎日のように交換する必要があります。これを怠れば、細胞が死んでしまったり、分化してしまったりするのです。また、iPS細胞は分化を止めていても、分裂増殖は続くため、シャーレがすぐに手狭になります。1週間に一度ほど、新しいシャーレに移し替えてあげる作業も必要です。

これらを一人でやっているとかなり大変で、科学者の中には「長い旅行には行けません」という人もいます。もちろん、研究室の仲間で分担しているので大丈夫なのですが、それでも大事な細胞が心配になって、すぐに帰ってきてしまうそうです。「世話のやけるペットのような」という表現をする人もいました。ちなみに、最近になって作業を自動化した装置が完成したそうで、科学者たちが安心して研究室を空けられる日がようやく来るかもしれません。

さて、こうして大切に育てている……いえ、育たないようにしているiPS細胞を株分けして、いよいよ育て始めようというところが研究のスタート地点です。**万能の細胞を、さまざまな臓器の細胞へと分化させていく**のです。

iPS細胞から心筋細胞を作ったり、網膜の細胞を作ったり、こうしたことが自由自在にできるようになれば、再生医療にもつながりますし、ヒトの体はどうできるかという発生学の研究にも貢献することになります。

分化させるために、またメッセージ物質を使います。具体的には、シャーレの上のiPS細胞に、ピペットを使って物質を与えていく単調な作業ですが、「科学者たちが細胞に語りかけている」と考えると、ちょっと楽しくなります。

メッセージ物質を与えるのは1回だけではなく、段階を追って何度も与えます。一度に与える物質は1種類のこともあれば、何種類かを混ぜていることもあります。与えるタイミングも重要で、「1回めの後、2日おいたら、次のメッセージ物質」などと決まっており、少し間違えただけでも、まったく別の細胞になってしまいます。こうして1週間から10日ぐらいかけて、少しずつiPS細胞を目的の細胞へと誘導していくのです。

既に、さまざまな細胞を導く手順(「プロトコール」と呼ばれる)が発見されています。ある1種類の細胞を導くために、複数のプロトコールが見つかっているものもあります。違うルートをたどっても、同じ細胞へ導けることもあるのです。これは、一つの料理を作るにも、さまざまなレシピがあるのと似ています。

ただし、プロトコールにきちんと従っても、iPS細胞を100パーセントの確率で目的の細胞へ導くことは、ほぼできません。通常、一つのシャーレには、たくさんのiPS細胞が入っていますが、かなりの細胞が途中で道を踏み外し、別の種類の細胞になってしまうのです。いわば、科学者の言うことを聞かずに、細胞がグレてしまうわけです。

ですから、科学者たちは、なるべく多くの細胞をグレずに目的の細胞へ導けるプロトコールを探し続けています。現在のところ、60〜70パーセントを正しく導けるぐらいでも、かなり精度の良いプロトコールと言えるそうです。

細胞のネットワークが人体を作る

さて、科学者たちの苦労を見ていると、生命誕生の不思議がさらに浮かび上がってきました。研究室の完璧にコントロールされた環境で、厳密にメッセージ物質の濃度を調整し、最適なタイミングで与えていっても、細胞はグレることがあります。同じシャーレの中ですから、条件はまったく同じはずなのに、細胞を100パーセント正しくは誘導できないのです。

それが、生命誕生の現場では、どうでしょう。私たちが生まれる前、受精卵が分裂して人体を作っていくときには、細胞たちは驚くほど正確に分化していきます。ある種類の細胞のすぐ隣に、別の種類の細胞が必要とされることはしょっちゅうです。

しかも、それぞれが適切な数で生まれ、正しく構造を持ち、臓器を形作っていきます。**200種類以上の細胞が、整然と、同時進行で生まれていく**のです。

いったい誰が、それらをすべてコントロールできるというのでしょう? まさに奇跡と言うべきものに感じられてきます。実際のところ、生命誕生の神秘は現代の科学でもほとんど解明できていない、究極の謎と言っていいでしょう。

しかし、誰がすべてをコントロールできるのか、という問いの答えはわかっています。実は、誰も全体をコントロールしてはいないのです。

一つひとつの細胞たちが相談し、自分たちで作り上げていくからこそできるのです。DNAは大切な「手順書」として働きます(なぜ「手順書」なのかは後述します)。しかし、それを基に実際に人体を作るのは細胞たちです。

本書では、人体は脳が司令塔となってすべてを支配しているのではなく、臓器同士・細胞同士が語り合うネットワークが私たちの生命を成り立たせていることを見てきました。人体を作り上げる段階でも、まったく同じことが言えます。

どこかに人体を作り上げる司令塔がいるわけではありません。**細胞たちが語り合うネッ**

トワークによって、人体はできるのです。

それでは、最新研究を見ながら、生命誕生の神秘の核心に迫っていきたいと思います。

「肝臓オルガノイド」の誕生

横浜市立大学教授の武部《たけべ》貴則《たかのり》さんは、いま世界で注目を集める新進気鋭の科学者です。海外を含む複数の研究機関に籍を置き、時代の最先端で活躍している武部さんを、番組は追いかけました。

武部さんが取り組んでいるのは、「オルガノイド」と呼ばれる新しい研究分野です。**オルガノイドとは、iPS細胞やES細胞から作られた、いわば「ミニ臓器」とも言えるもので、それぞれの臓器の「構造」や「機能」の一部を再現しているもの**を指します。

従来の研究では、iPS細胞を1種類の細胞へ分化するよう誘導するのが一般的でした。また、分化した後の細胞は、シャーレの上にシート状に広がったままで、臓器の形を持つことは基本的にありません。

一方、オルガノイドの場合には、臓器の機能を果たすために何種類かの細胞が組み合わさっていたり、細胞が臓器と同じ構造を持っていたりします。近年、急速に技術が発達しており、胃や腸、腎臓など、いくつもの臓器でオルガノイドが作成されています。

武部さんがまず作成に挑んだのは、肝臓のオルガノイドでした。肝臓と言えば、皆さんご存じのとおり、アルコールの処理をはじめとする分解・解毒作用の他、さまざまな物質の合成や貯蔵などを行い、「人体の化学工場」とも呼ばれる重要な臓器です。

これまでもiPS細胞から、肝臓の中にいる「肝細胞」を作るプロトコールは既に存在していました。しかし、肝臓は、肝細胞だけでできているわけではありません。特に重要なのが、毛細血管の構造です。

肝臓は人体の中でも、最も毛細血管が発達している臓器の一つです。「化学工場」に材料を運んだり、処理が済んだ物質を放出したりするために、血管の網の目がびっしりと張り巡らされています。この毛細血管を再現することが武部さんの目標であり、世界中の科学者が、しのぎを削っていることでもありました。

iPS細胞から血管の細胞を作るプロトコールも存在します。しかし、肝細胞の間に、複雑な毛細血管の構造を人の手で誘導していくのは、限りなく不可能に近いことでした。

そこで武部さんは、別の方法を考えました。受精卵から人体ができる過程では、細胞同士がメッセージ物質で相談し、複雑な構造をひとりでに作っていきます。この過程に近い状態を作り出せばいいのではないか？

iPS細胞から肝細胞になる一歩手前の段階で、血管の細胞と混ぜ合わせて培養することにしました。しかし、世界の科学者たちがさまざまな方法を試してなお、なしえていなかったことです。そう簡単に成功するものではありません。試行錯誤を重ね、実験を繰り返しました。

そして、ある日、顕微鏡を覗いた武部さんは、**肝細胞の集団の中に、毛細血管の網の目ができているのを見つけます。ついに、肝臓の構造を再現することができたのです。**大きさ、わずか1ミリメートルほどのミニ肝臓の誕生でした。

さらに、このミニ肝臓を、肝機能が落ちたマウスの体に埋め込んでみました。すると、ミニ肝臓の中の血管網が、周囲の血管とひとりでに接続して血液が流れ始めました。マウスの体の中でミニ肝臓が機能し始め、マウスの生存率が大幅に向上することも確かめられたのです。数あるオルガノイドの中でも、生体内で実際に機能を果たすものは、ほとんどありません。世界に衝撃を与える、画期的な成果でした。

現在、武部さんはヒトのｉＰＳ細胞からミニ肝臓を大量生産し、人間の治療に活かす段階へ進もうとしています。これが成功すれば、臓器移植に代わるまったく新しい治療法として、多くの人を救うことになると期待されています。

シンプルな仕組みが複雑なものを生み出す

この研究は臨床的な意義が大きいだけでなく、人体がどう作られるかを考える際にも、非常に興味深いものだと思います。実は、武部さんの成功のカギとなったのは、肝細胞と血管の細胞の2種類に加えて、「間葉系細胞《かんよう》」と呼ばれる、人体のあちこちで隙間を埋める役割をしている細胞を参加させたことでした。

そして、これら**3種類の細胞を適切な割合で混ぜ合わせると、細胞たちは互いにコミュニケーションをとり合い、正しい構造を自分たちの力で作り上げる**ことができました。この適切な割合を見いだすために、武部さんは何度も実験を重ねたのです。

この話の中には、受精卵が人体を作り出す秘密が隠されています。それを詳しく説明する前に、もう一つぜひ知っていただきたい重要な研究があります。実は、複数の種類の細胞が存在すると、細胞たちは自動的に複雑な構造を作れることがわかっているのです。

九州大学教授の三浦岳《みうらたかし》さんは、気管支が作られる仕組みを研究しています。気管支とは、鼻や口から吸い込んだ空気を肺に送る管で、20回以上も枝分かれしながら、均等に広がっていく複雑な構造を持っています。肝臓の中に毛細血管がびっしりと張り巡らされているのに少し似たところもあります。

気管支が作られる過程では、周囲の細胞から「こっちに伸びなさい」というメッセージ

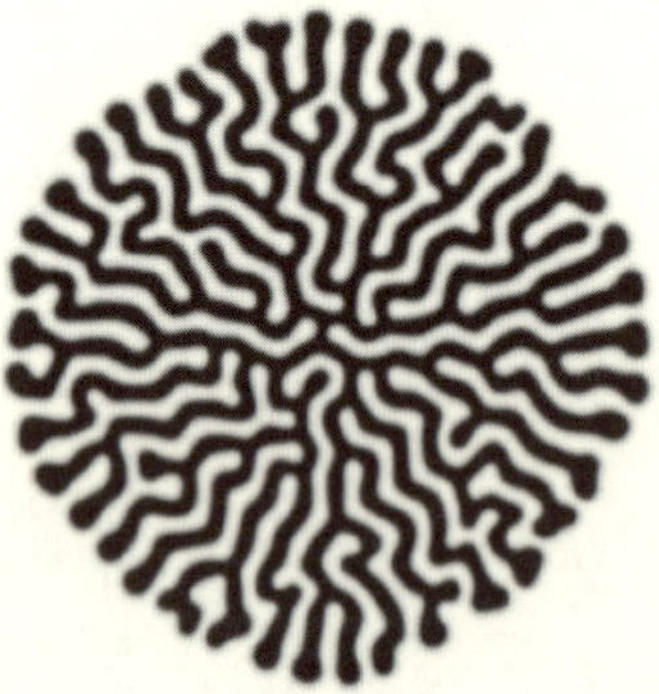

数理シミュレーションで再現された枝分かれ構造（2次元）／画像：三浦 岳博士（九州大学）

物質が出され、これを受け取った気管支の細胞が分裂して、どんどん管が伸びていくことが知られています。三浦さんは、その仕組みをコンピュータを使った数理シミュレーションで研究しました。

しかし、「こっちに伸びなさい」というメッセージ物質だけで気管支の複雑な枝分かれを誘導しようとすると、非常に複雑なプログラムが必要になります。**細胞たちはどうやっているのか？　何か別の仕組みがあるのではないか？**

そこで三浦さんは、気管支の細胞の方からもメッセージ物質を出している条件にしてみました。この物質は、いわば「あまり伸びたくない」というメッセージとして働きます。このメッセージを受け取ると、周囲の細胞が「こっちに伸びなさい」というメッセージの量を減らすように設定しました。

この条件でシミュレーションをしてみると、現れた結果は、見事な枝分かれ構造になっていました。**２種類の細胞が互いにメッセージ物質を出し合うという条件では、非常に単純**

なプログラムでも、気管支の枝分かれとよく似た構造を作り出せることがわかったのです。

なぜそれが可能になるのか、文章で書くとややこしく感じる可能性があるのでやめておきますが、全然難しい話ではありません。絵を描きながら1ステップずつ進んでいけば、誰にでもわかるような、非常にシンプルな仕組みです。2種類のメッセージ物質の広がりを考えながら、徐々に管を伸ばしていくだけで、自然に気管支と似た構造ができてしまうのです。

「あまり伸びたくない」というメッセージ物質の候補はいくつかあって、三浦さんは研究を続けています。実際に気管支が伸びる過程では、メッセージ物質は2種類とは限らず、微調整のために、さらにいくつかのメッセージ物質が働いている可能性があります。しかし、シミュレーションの結果から、構造の大枠を決めるには2種類でも十分だということがわかったのです。

三浦さんは言います。

「構造が複雑であるからといって、それを作る仕組みが複雑である必要はありません。非常にシンプルな仕組みでも、複雑な構造を作ることはできるのです」

相互作用をするネットワークは、非常にシンプルなものだったとしても、複雑な現象を起こせる。これはネットワークが持つ普遍的な性質です。発生の段階では、その特性が見事に発揮されているのです。

ドミノ式全自動プログラム

さて、ここまでを少し整理します。武部さんがミニ肝臓を作ったとき、肝細胞、血管の細胞、間葉系細胞という三つが適切な割合で混ぜ合わされたことで、ひとりでに構造が生み出されました。つまり、2種類以上の細胞がいて、**条件が整えば、ある種の「カラクリ」のようなものが発動して、複雑な構造を生み出せる**のです。

そして、そのカラクリは、一見、複雑そうに見えても、実はメッセージ物質を使った細胞同士のシンプルな会話で可能になることを、三浦さんの研究が示唆しています。

人体を作っていく過程は、こうしたカラクリを次々と発動させることで、可能になります。まず2種類以上の細胞が互いにやりとりするネットワークが生まれ、複雑な現象を起こす。それによって、新たなネットワークが生まれ、また次の現象を起こす、という繰り返しです。ですから、人体が作られる過程もまた、ネットワークの形の変化として捉えることができそうです。

もう少し具体的に、一つずつ追ってみましょう。ただし、現在の科学でも完全にわかっているわけではないので、単純化したストーリーでお話しします。

受精卵が分裂して、2個、4個、8個と細胞が増えていくとき、最初はどれも同じ、個性のない細胞たちです。しかし、増殖を続けるうち、なんらかのきっかけで、一つの細胞が分化の最初の一歩を踏み出したとしましょう。

このきっかけは、単なる偶然でもいいのですが、最新研究では物理的な刺激である可能性が高いと言われています。細胞が増えると、外側にいる細胞と、内側にいる細胞という違いが生まれます。この違いをきっかけとして、分化が始まると考えられています。

さて、最初に分化し始めた細胞(細胞Aとします)は、隣の細胞に向かって「ボクとは別の種類の細胞になってくれ!」というメッセージ物質を出します。これを受け取った隣の細胞は、別の種類の細胞(細胞Bとします)へ進む道を歩き始めます。さらに細胞Bは「ワタシとは別の種類になってね!」というメッセージ物質を出します。これを受け取った隣の細胞が、また別の道へ進み、細胞Cが生まれます。こうしてA、B、Cという3種類の細胞を生み出すことができました。

これはモデル化した状況ですので、実際の受精卵で最初に生まれてくるのが3種類だと言いたいわけではありません。均質な状況から、複数の種類の細胞を生み出す仕組みの一般論として捉えていただければと思います。

さて、**2種類以上の細胞が生まれたので、ある条件になるとカラクリが発動します。**細胞たちが相互作用しながら、新たな構造を生み出すのです。それは、とてもシンプルな会話でも、かなり複雑なことができます。

新たな構造が生まれると、周囲の環境が変わりますから、細胞たちはそれをきっかけとして、また別の種類の細胞を生み出す相談を始めることができます。細胞D、細胞Eが生まれていき、条件が整えば、また次のカラクリが発動します。

これを繰り返すことで、細胞の種類はどんどん増え、構造もますます複雑になっていくのです。

番組では、こうした一連の仕組みを「ドミノ式全自動プログラム」と表現しました。**一度始まるとドミノ倒しのように次々と連鎖して人体を形作っていく仕組み、これこそ生命誕生の「魔法」の正体**です。

これは余談ですが、「ドミノ式」と「全自動」には語意の重複があり、「プログラム」にも似たような意味がありますので、最適なネーミングなのか少し悩みました。でもたった一つの受精卵が「ひとりでに」人体を作っていくという不思議を強調するために、あえて重ねることにしました。「次々と発動して、自動的に進んでいく、あらかじめ決まった道のり」と理解してもらえればと思います。

ちなみに、ドミノが倒れていく途中では、「オーガナイザー」と呼ばれる部分ができ、メッセージ物質を大量に出すことで、広い範囲の細胞たちを導くことがあります。しかしそれは決して、すべてを指揮する司令塔ではなく、いわば灯台のようなもの。大まかな位置を決める目印だったり、何かのきっかけを与えたりするだけです。**目印やきっかけを与えているのはオーガナイザーだけではなく、あらゆる構造がその役目を果たします**。

数ある臓器の中でも、最初に形を持ち、機能し始めるのが心臓です。番組では、最初の臓器・心臓が出すメッセージ物質が、肝臓の細胞を呼び覚ます、ということをお伝えしました。

しかしこれも、心臓が完成した後に、肝臓ができるわけではありません。先にでき始めた心臓が、肝臓のきっかけを作ると、今度は逆に、肝臓の細胞から心臓にメッセージ物質が送られ、心臓の成熟を助けると考えられています。こうしたやりとりが他の臓器との間でも、繰り広げられながら、すべての臓器が徐々に完成していくのです。

武部さんは言います。

「人体の中では特定の臓器が単独で発生するということは起こりません。遠くの臓器、近くの臓器、みんな、会話をしていると思います」

人体を作っていく過程でも、細胞同士、臓器同士は、さまざまなスケールで、相互にやりとりするネットワークを作っているのです。互いにメッセージをやりとりし、次の段階の引き金になったり、位置の目印になったりしています。
そのおかげで、ある臓器だけが突出して成長してしまったり、全然違う位置に臓器ができたりということがほとんど起きなくなります。**ネットワークの中では、常に「引き戻す力」が働き、本来あるべき姿に戻そうとする**からです。生命誕生がうまくいく、ロバストネス（強靱さ）の理由は、やはりネットワークによって成し遂げられているのです。

武部さんがミニ肝臓を作った実験も、ロバストネスの証しと言えるかもしれません。武部さんは、三つの細胞を混ぜ合わせることで胎児の肝臓ができる過程と似たような環境を作りましたが、実際の発生過程に現れる状況を厳密に再現できているかといえば、決してそうではありません。しかし、3種類の細胞が、適切な割合で混ざってさえいれば、細胞たちは自然に正しい構造に近づく力を持っているのです。この驚くべき柔軟性は、相互作用するネットワークだからこそ生まれるものです。

そう考えると、発生の過程は、必ずしも完璧に正しい道筋を進む必要はありません。正しい道筋から少しぐらい外れてしまっても、細胞たちは互いにコミュニケーションし、引き戻し、カラクリを発動させていきます。これはカラクリがシンプルであるからこそ可能になることなのです。

「引き戻す力」と「導く力」

第6章で、メッセージ物質のほとんどが「引き戻す力」であり、一部に「導く力」と呼べるものがあると述べました。発生の過程は、この2種類のメッセージの〝競演〟です。三浦さんの研究に出てきた、「こっちに伸びなさい」というメッセージは、まさに「導く力」。「あまり伸びたくない」は、「引き戻す力」です。「引き戻す力」は、ネットワークを維持するために働き、「導く力」はネットワークを変化させるために働いています。

生まれた後も働く「成長ホルモン」や「性ホルモン」なども「導く力」と呼べるものでしょう。「引き戻す力」とは正反対のように思えます。

しかし、「導く力」を、もっと大きな視点で考えてみると、何をしているでしょうか？ それは、「人体」を作り出そうとしています。長い時間スケールで捉えると、受精卵が人体を生み出し、人体が受精卵を生み出し……これを繰り返しているのが、人体のネットワークです。

そうすると、「導く力」のメッセージ物質たちがしている仕事の本質は、**受精卵を人体へと引き戻すこと**です。つまりこれもネットワークを「引き戻す力」と解釈していいものだと言えます。

「え～？ こじつけじゃないの⁉」と思われるかもしれませんが、そうではありません。

なにしろ、長い歴史の中で、「人体」を維持するために研ぎ澄まされてきた仕組みですから、なんらかの「引き戻す力」として解釈できることは当然なのです。

もっとも、何をどう解釈しようとあくまで「見方の問題」で、科学的にはあまり意味を持ちません。そこから何を導けるかが重要です。ただ、何かを直接的に導けなくても、物事の捉え方を変えることは、頭の中を整理してくれる効果があります。

「引き戻す力」と解釈することの意義を一つ言うとすれば、生命を「ひとつながりのもの」として捉えられるようになる、ということがあると思います。

私たちの体を構成するネットワークは、受精卵に凝縮されていたものが広がって人体となり、また受精卵に凝縮され、また広がることを繰り返しています。そう考えれば、私たちが、はるか昔から「ひとつながりのもの」であることを実感できるのではないでしょうか?

また、もう少し思考を拡げるならば、その「ひとつながりのもの」は、「ひとすじのもの」ではなく、おそらくは一つの根から生じた樹のようなものであって、無数の枝と枝が相互作用することで伸びていく存在であることも見えてくるでしょう。

そうした前提に立って考えていくとき、DNAと私たちの関係性とは、どのようなものなのか——。私たちの体は、はたしてリチャード・ドーキンスが言うように「遺伝子の乗り物」に過ぎないのか――という問いの答えが、ぼんやりと浮かび上がってくるように感じています。

さて、こういった話は、いろいろと考え始めると興味深いのですが、ちょっと本筋から外れ過ぎてしまいますので、いつかまた別の機会があれば、お話ししてみたいと思います。

生命誕生を遺伝子の仕組みで説明すると……

この章では人体が作られる仕組みをお話ししてきましたが、ここまでの説明にDNAを登場させませんでした。「生命の設計図」と呼ばれるDNAはどう関わっているのか、という疑問を持つ人もいらっしゃるかもしれませんので、ここで少し触れておきたいと思います。

DNAの中には、たくさんの遺伝子が書き込まれています。細胞の分化は、DNAの中にある遺伝子のオン・オフによって起こります。極限まで単純化して言うと、「遺伝子Aがオンになった細胞は、細胞Aになる」ということです（実際には、オフになることが重要な場合も多いのですが、本質的には同じなので、ここではわかりやすく、オンで説明します）。

細胞は常に、遺伝子に従って行動しています。ですから、遺伝子の状態が変化すると、細胞のふるまい方も変わり、新たな行動を起こすことができるようになります。この言い方で先ほどの説明を繰り返すと、次のようになります。

未分化な細胞がなんらかのきっかけによって、遺伝子Aのスイッチをオンにされ、細胞Aとなりました。細胞Aは、遺伝子Aを読み取って、メッセージ物質Aを放出し始めます。メッセージ物質Aを受け取った隣の細胞は、それがきっかけとなって遺伝子Bのスイッチがオンとなり、細胞Bとなります。さらに、細胞Bがメッセージ物質Bを出し、隣に細胞Cが生まれます。

A、B、Cの3種類の細胞が生まれると、カラクリが発動します。このカラクリも、それぞれの細胞たちがメッセージ物質を放出して、互いの遺伝子をオン・オフして、細胞の行動が変わることで進んでいきます。

……いかがでしょうか？　この説明でもかなり大胆に単純化しているのですが、遺伝子の仕組みになじみがある人以外には、「なんのこっちゃ？」と思われてもしかたないような、ややこしい話です。

要するに、遺伝子のオン・オフに従って、細胞は一つずつ行動していきます。シンプルな作業を積み重ねていくと、非常に複雑なことができるという点では、コンピュータのプログラムによく似ています。

DNAはよく「生命の設計図」と呼ばれます。確かに、一つひとつの材料の設計図ではあるのですが、発生の段階での使われ方は、むしろ「手順書」と呼んだ方がいいとも言われます。

設計図と手順書の違いは何かというと、後者には「**全体像はどこにも書かれておらず、一つずつの工程しか書いていない**」ということです。

ここでちょっと、人体を作っていく細胞たちの気分になってみると、面白いかもしれません。受精卵から分裂して増えていくとき、細胞たちは周囲の細胞からのメッセージに耳を澄まし、自らの中にあるＤＮＡを少しずつ読み解きながら、「次はこっちに行くんだな」とか「今度は、このメッセージ物質を出さなきゃ」と手順をこなしていきますが、最終的に自分たちがどんな体を作り出すかはわかっていないのです。

もしかすると、隣の細胞と雑談しているかもしれません。

「おい、この体、何になると思う？」

「う〜ん、イヌかな、ネコかな？」

「あれ、もしかしてこれ、人間じゃない？」

……いいえ、もちろん細胞はこんな雑談をしたりはしませんが、人体を作り上げていく途中の細胞たちの雰囲気を、少し感じていただけたのではないかと思います。

細胞はグレているわけではない！

ちなみに、「細胞の雑談」は、まったく別の意味では、実際に起きています。科学者たちがシャーレの上のｉＰＳ細胞をメッセージ物質で導いても、かなりの細胞が途中で「グレてしまう」という話をしました。ここまでわかってくると、それが当たり前のことであることに気づくはずです。

というのも、そもそも細胞たちは、１種類だけになるようにできていないからです。科学者からのメッセージだけを聞いてくれと言っても、そうはいきません。勝手に隣の細胞と話し合いを始めてしまいます。誰かが「ボクとは別の種類になってくれ」と言い出し、それを聞いて「ハイハイ、わかりましたよ」という細胞が必ず出てくるわけです。

学校にたとえれば、先生の言うことを聞かずに、生徒同士で雑談しているようなものですが、これは**人体を作る過程で細胞たちが本来、やっていること**ですから、グレているというよりは、正しいことをしている細胞たちです。ここで、失礼な表現をしたことを細胞たちに謝罪したいと思います。

一方、科学者の立場に立てば、細胞に雑談をさせずにコントロールするのは、並大抵のことではありません。しかし、その努力は意義のあることです。細胞の間で交わされる無数のメッセージ物質のうち、何が本当に分化を決定付けるのか？　完全に見極めるためには、やはり細胞を正しく導く方法を探らなければなりません。科学者の皆さんのご苦労には本当に頭が下がります。

大切なのはＤＮＡか、細胞か？

ところで、皆さんは人体を作り上げるために「ＤＮＡ」と「細胞（のＤＮＡ以外の部分）」のどちらが重要だと感じられたでしょうか？　細胞はＤＮＡに書かれた手順を、ただこなしていくだけです。それも一つひとつシンプルな手順に分けられており、難しいことはしていません。「だからＤＮＡの方がすごい」と思う方も多いかもしれません。

しかし、ＤＮＡに書かれた手順を実行できるのは、細胞だけであることを忘れてはなりません。精巧な手順書だけがあっても、それを読み解き、実行できる職人がいなければ、何の役にも立ちません。

そう考えると、やはり細胞もＤＮＡと同様に重要だと考えた方がいいのではないでしょうか？　その意味で、ＤＮＡ単体ではなく、受精卵こそが最も価値のあるものだと感じます。

また、もう一歩進んで考えると、ＤＮＡと細胞のコラボレーションによって生まれるネットワークのすごさには、驚きを感じずにはいられません。ネットワークであるがゆえに、発生の過程は奇跡のようにうまくいきます。しかし、細胞たちは少しも間違わないわけではなく、かなりアバウトに、おおらかに体を作っていきます。途中で生じたズレは、ネットワークの「引き戻す力」によって少しずつ解消され、先へ進むのです。

そのことを知ると、奇跡だと思えた生命誕生の過程にも、実は「100パーセントの正解」が存在していないことに気づきます。DNAという手順書に従って、少しずつ作られていく**人体は、必ずある程度の幅を持って作られていく**のです。

それは、DNAがまったく同じはずの一卵性双生児であっても、100パーセント同じ体にはならないことからもわかります。私たちの体はDNAによって、何から何まで完全に規定されているわけではありません。必ず、〝建設途中〟で起きたさまざまな出来事が体に刻まれているはずなのです。

発生途中の細胞ネットワークにおいて、たまたま重要な結節点となる部分で想定外のことが起きると、他の人と少し違ったネットワークが構成されることもあります。しかし、そんなときでさえ、ネットワークは簡単に崩壊したりしません。それは生命の力強さの証明であり、驚嘆に値することです。

あなた自身も、あなたの周囲にいる人たちも、小さな小さな受精卵の中に秘められた力を基に、細胞たちが作り出した、不完全であり、完全な人体を持っています。それを思うとき、一つひとつの命が、より鮮やかに輝いて感じられる気がします。

さて、受精卵が人体をひとりでに作っていく「魔法」の正体について、なんとなく見えてきたでしょうか？　この分野は、まだまだわからないことだらけですから、なかなかクリアに理解できたとは思えないかもしれません。

科学が進歩し、研究が続けられ、いつの日か、私たちの誰もが自分自身を作り上げた神秘をすべて「わかった！」と言える日が来るのか、それは遠い将来のような気もします。しかし、世界中の科学者によって、膨大なプログラムが1行1行、読み解かれていることは確かです。そして、その成果は着実に、病気の治療にも役立てられています。

人間はどのようにして生まれるのか？　人類がはるか昔から追い求めてきた謎の答えが、いま急速に解き明かされつつあります。取材で訪れた数々の研究現場には、躍動感が満ちあふれていました。人類の歴史の中でも、かつてないほどのパラダイムシフトを目撃できる、この時代に生きていることは、なんとワクワクすることでしょうか！

第10章 健康長寿

シリーズのラストを飾った第7集は「健康長寿」をテーマとし、世界の死因の上位を占めるがんと心臓病を中心にお伝えしました。そして、この回の科学的な軸となっていたのが「エクソソーム」と、その中に含まれている「マイクロRNA」と呼ばれるメッセージ物質でした。

エクソソームは、細胞同士が情報を伝達する手段の一つですが、これまで紹介してきたメッセージ物質とはまったく違った、「別次元のもの」と言えます。どう違うのかは、この後説明しますが、重要なのは、がん細胞がエクソソームを利用してさまざまな悪さをしていることが明らかになった点です。

さらに、別次元のメッセージ手段であるエクソソームを積極的に活用することで、がんや心筋梗塞などの治療に役立てられるのではないかという研究も出てきました。まさに最先端の中の最先端と言うべき、新たな研究分野であるエクソソームを中心に見ていきたいと思います。

改めてメッセージ物質とは何か？

エクソソームについて話をする前に、番組および本書で「メッセージ物質」と呼んでいるものについて、改めて説明しておきたいと思います。メッセージ物質は、もともとある科学用語ではなく、番組が説明のために作った言葉です。なぜわざわざ新しい言葉を作ったのかというと、ぴったりする科学用語がまだなかったからです。

メッセージ物質は、臓器・細胞同士がコミュニケーションに使う物質を総称しています。科学用語で言うと、ホルモン、サイトカイン(細胞間情報伝達物質)、神経伝達物質など、さまざまな呼び方がされるものをすべて含む、大きなくくりです。総称せずに、一つひとつを呼び分けていくこともできましたが、たとえば、脂肪細胞が出すレプチンなどは、「ホルモン」と書いてある教科書もあれば、「サイトカイン」と書いてある論文もある、といった具合に境目がはっきりしないため、どちらを選ぶか難しい面がありました。

もし、生真面目な学生さんが「レプチンはサイトカインですか？ ホルモンですか？」と聞いても、誰もどちらとは答えにくいと思います。研究分野ごとにだいたい決まった慣例的な呼び方をしますが、本質的な違いというより、単なる「流儀」であるようです。

メッセージ物質に最も近い科学用語としては「メディエーター」があります。ただ、これもまた定義が曖昧な部分がありますし、一般には理解が難しい言葉でもあります。

そして、番組ではエクソソームの中の「マイクロRNA」など、最近見つかってきた情報伝達手段も包含するような、広い意味を持った言葉を使いたいと考えました。すると、なかなかぴったりする表現がなかったのです。

取材途中の段階では「細胞間のシグナル伝達を担う物質」を略して「シグナル物質（英語では、signaling molecules）」という、もう少し科学っぽい名前で呼んでいました。この言い方は、科学用語の範疇《はんちゅう》にあり、取材先の科学者と話すには良い言葉でしたが、いざ放送が近くなった段階で、より一般にも親しみがわく「メッセージ物質」にしてはどうかという議論があり、最終的にそこに落ち着きました。

ですから、医師や科学者に「メッセージ物質」と言っても、番組を見た人以外には通じないので、ご注意ください。

別次元の情報伝達手段——エクソソームとは？

さて、エクソソームの話に戻りましょう。エクソソームとは何か？　ひと言で言えば、たくさんのメッセージ物質が詰まったカプセルのようなものです。大きさは1万分の1ミリメートルほど。細胞の大きさは100分の1ミリメートルほどなので、細胞よりもはるかに小さいものです。

エクソソームは、全身のほとんどの細胞が出していると考えられています。そのため、血液中には、たくさんのエクソソームが流れており、その数は100兆個以上と言われます。エクソソームの外側を包む膜は、細胞膜と同じ成分でできており、他の細胞へ入り込むた

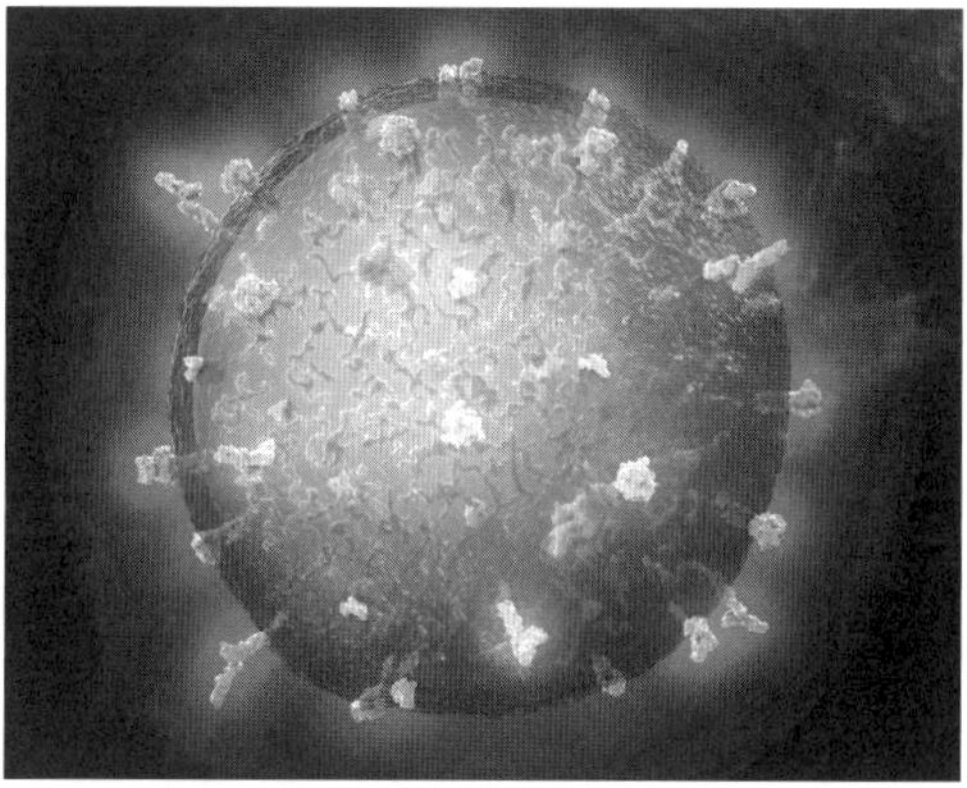

エクソソームの姿（CG）

めに必要となる、たんぱく質の鍵も持っています。この鍵を使って、目指す細胞へ入ることができます。

エクソソームの中には、たくさんの物質が入っていますが、特に注目されているのが、マイクロＲＮＡと呼ばれるメッセージ物質です。

マイクロＲＮＡは、一つの物質の名前ではなく、グループ名です。現在、２０００種類以上のマイクロＲＮＡが見つかっており、一つのエクソソームの中には、何種類ものマイクロＲＮＡがセットで大量に入っています。その組み合わせと量の違いによって、まったく違ったメッセージになるのです。**エクソソームとマイクロＲＮＡがタッグを組むことで、多様な情報伝達を行えるという点が、他のメッセージ物質とは大きく異なる特徴**です。まさに、別次元の情報伝達手段と言えるでしょう。

マイクロRNAというメッセージ物質の登場は、科学的には非常に大きな意味を持っていました。それは、「セントラルドグマ」と呼ばれる、生物学の「中心」にあるドグマに修正をかけるような発見だったからです。また、エクソソームというカプセルを情報伝達に使うことも、科学の常識を大転換させました。これまでRNAは、「一つの細胞内でしか働けない」と考えられていました。RNAは核酸と呼ばれる物質の一種で、細胞の外に出るとすぐに分解されてしまう性質があるからです。それを、エクソソームというカプセルが守ってやることで、RNAが血液の流れに乗って、はるか遠くの細胞まで出張して働くのを可能にしていることが明らかになりました。

このように、科学者にとっては、エクソソームとマイクロRNAの組み合わせは、目からウロコの新事実だったようです。でも、本書の読者は、ドグマが崩れたり、常識が大転換したりするのには、もう慣れておられるでしょう。ここでは、エクソソームとマイクロRNAが注目を集めているもう一つの理由、がんとの関係についてお話ししていきます。

メッセージを悪用するがん細胞

近年、エクソソームの研究が爆発的に進んでいる背景には、がんとの深い関係があります。実は、がん細胞は、正常な細胞より盛んにエクソソームを放出しており、自らに都合が良いように人体を変えてしまうことがわかってきました。

たとえば、乳がんの細胞が出すエクソソームは、脳の血管に作用し、血液脳関門を破壊するメッセージとなります。脳は本来、血液脳関門に守られているため、がんが転移しにくいのですが、乳がんだけは、なぜか脳に転移しやすいことが知られていました。その理由の一つが、乳がんの細胞が出すエクソソームの働きにあったのです。

この他にも、がん細胞が転移しやすくするために、事前にエクソソームを出して環境作りをするケースが、いくつも見つかり始めています。

また、際限なく増殖を続けるがん細胞は、大量の酸素と栄養を欲しがりますが、エクソソームを出すことで周囲の血管を呼び寄せ、新たな供給ルートを作らせていることもわかりました。

エクソソーム自体は、正常な細胞同士が情報伝達に使っている仕組みですが、がん細胞は、いわばそれを悪用しているわけです。しかし、不思議なことに、**がんの種類ごとに、エクソソームを使って送るメッセージが違う**ことがわかっています。たとえば、乳がんの細胞が出すエクソソームと、大腸がんが出すエクソソームでは、中に入っているマイクロRNAの組み合わせが違っている、ということです。

なぜ、そんなことになるのか？　がんは、もともとの正常な細胞だったころに使っていたメッセージを変更しているからだと思われますが、詳細はわかっていません。しかし、がんによって出すエクソソームが違う、という特徴を、がんとの闘いに利用できるのではないかと考え、画期的な方法が開発されつつあります。

がんと闘うために——エクソソームを活かす

その最先端の研究の舞台となっているのが、東京・築地にある国立がん研究センターです。同センターで研究を行う落谷《おちや》孝広《たかひろ》さんは、いま世界のエクソソーム研究をリードする科学者として知られています。

落谷さんが挑んでいるのは、**たった1滴の血液からでも複数のがんを特定できる、まったく新しい検査方法**です。なんと13種類ものがん（食道がん、肺がん、乳がん、胃がん、肝臓がん、膵臓がん、胆道がん、大腸がん、前立腺がん、膀胱がん、卵巣がん、肉腫、神経膠腫《こうしゅ》）を、１回の検査で早期発見することを目指します。

これまで、がん検診では、がんの種類ごとに別の検査が必要でした。乳がんならマンモグラフィ検査、大腸がんなら大腸内視鏡検査といった具合に一つずつ調べていきます。しかし、これは受ける側に負担が大きく、なかなか受診率が上がらない原因の一つになっていました。

また、血液検査で調べることができる「腫瘍マーカー」と呼ばれるものもありますが、検診に使えるような精度があるものは、ほとんどありません。

もし血液検査だけで、全身のがんを一度に、精度良く調べられるとしたら？　これは、がん検診に革命をもたらす可能性があります。

落谷さんのグループは、エクソソームの中に含まれているマイクロRNAを分析することで、がんを特定する方法を開発、既に実用化に向けた試験に入っています。研究段階での精度は95パーセント以上という非常に高いもので、人工知能を使ってさらに精度を上げる努力も始まっていますので、大いに期待されています。

また、診断だけでなく、エクソソームをターゲットにした治療法も開発されつつあります。がん細胞が出すエクソソームは、外側を包む膜に、正常な細胞とは違う特徴を持っていることがあります。この特徴がさらに目立つように「目印となる物質」をくっつけると、免疫細胞が、がん細胞から出たエクソソームを食べてくれるのです。こうすれば血液中から、がん由来のエクソソームを除去することができます。いわば、**がん細胞の武器を無効化してしまう手法**で、転移の防止などに大きな効果を発揮する可能性があるのです。

さらに、エクソソームの仕組みを積極的に利用して、治療の武器にしようとする動きもあります。**薬の成分をエクソソームの中に入れて、がん細胞に直接送り届けるという方法**です。既に、動物実験においては、がんを縮小させるなどの効果が出ているものもあり、今後の展開が注目されています。

この他にも、エクソソームに着目して、がんの診断や治療に活かそうとする新たな取り組みが、次々と出てきています。落谷さんは、こう話します。

「がん細胞はエクソソームを使って、人体を支配しようとしている。だが今度は、われわれが逆襲する番だ」

がんに苦しめられている多くの患者さんのためにも、1日も早く、より良い治療が開発されることを願っています。

ゴミだと思われていたエクソソーム

病気の治療に役立つ可能性があるエクソソームは、がん細胞が出すものだけではありません。正常な細胞が出すエクソソームにも、今後の活躍が期待されているものがあります。

たとえば、免疫細胞が出すエクソソームはがんを攻撃する作用がありますし、心臓で出ているエクソソームでは、傷ついた場所の再生を促す働きなども見つかっています。

いまや、医学の最先端で脚光を浴びているエクソソームですが、少し前まで、その重要性はまったく理解されていませんでした。むしろ、「いらないもの」が詰まった、「細胞のゴミ箱」のようなものだと勘違いされていたのです。

エクソソームが画期的な点は、いくつものメッセージ物質がセットで入っていることでした。ここまで、マイクロRNAを中心に語ってきましたが、他にもたんぱく質などの物質が入っており、これらにもメッセージ物質としてのさまざまな働きが見つかっています。セットで入っているからこそすごい、エクソソームですが、それがわからないうちは、「物質がごちゃ混ぜに入っているから、ゴミなんじゃない?」と思われてしまっていたのも、仕方のないことだったかもしれません。

私たちはついつい、自分にはわからないものを「意味がない」と片付けてしまいがちです。しかし、それがどれほど愚かなことか、エクソソームは証明しています。

決して誰かが考えて設計したわけではなくても、生命の精巧なネットワークは、長い進化の歴史の中で、一つひとつが意味を持つようになっていきます。もちろん、すべてに意味があるとは限りませんが、「ない」と断ずることができるほど、私たちは人体を知らないのです。

一つひとつの現象に、いったい、どんな意味があるのか? その探究がこれからも新たな発見の扉を開いていくに違いありません。

健康長寿について考える

さて、この章のテーマは「健康長寿」ですから、そのことについてもう少し考えておきたいと思います。

現代の日本においては、単に「寿命を延ばす」ことだけを目標にはしなくなってきました。それは、日本人の平均寿命が世界のトップクラスであり、既に多くの人が長寿を実現しているからでしょう。

むしろいまは、「健康で過ごせる期間を延ばす」ことを目指します。病気で苦しむ時間をなるべく減らしつつ、寿命を延ばす。一般には、「ピンピンコロリ」とも表現され、多くの人が望んでいることです。

ただ、これはちょっと誤解を招く表現でもあります。もしコロリが「突然死」を意味するとするならば、それは誰もが目指していいものではなくなってしまうからです。

昨日まで元気だった人が、バタバタと死ぬような時代が来たとしたら、どうなるでしょうか？　社会は大きな混乱に陥るはずです。そして、家族や友人の悲しみは増しますし、本人にとっても、何の準備もできずに死ぬことは決して幸せではありません。

また、健康に生きている多くの若者にも、「いつ自分も死ぬかわからない」という不安を与えてしまいかねません。

第4章で、人間の遺伝子がわれわれに要請していることとは、「生きよ、そして、できるだけ周囲の人間が納得する形で死ね」ではないかと述べました。「いかに死ぬか」は、高度に発達した脳を持つ人間にとって、とても重要なことです。それは、周囲への影響を考えなければならないからです。

理想の死に方は、ネットワークがカギ？

ネットワークについて考え続けてきた本書の旅路も、終わりに近づいてきています。ここで、私たちをとりまいている、「より大きなスケール」のネットワークにも、少しだけ思いを致してみたいと思います。それが「いかに死ぬか？」と密接に関わっているからです。

ここまでで、人体は、臓器のネットワーク、細胞のネットワーク、物質のネットワークと、より小さなスケールのネットワークが複雑に絡み合って構成されていることを見てきました。

でも、人体は、より大きなネットワークに接続している構成員でもあります。人間は、社会のネットワークの一員であり、家族や友人のネットワークの一員であり、また、自分では気づいていなくても、生態系という生命のネットワークの一員であり（食物連鎖や常在細菌を通して密接につながっています）、さらには、地球の気候システムなどの物理的なネットワークの一員でもあります。

人間がより大きなネットワークの一員であることを意識して「いかに死ぬか?」を考えるとき、臓器や細胞たちに学ぶことができるかもしれません。人体のネットワークでは、どこかが壊れてしまう場合でも、全体のネットワークには、なるべく悪影響を与えないように「静かに壊れる」のです。

思い出してください、ネットワークの「引き戻す力」は、いきなりプツリと切れるケースはほとんどありません。多くの場合、だんだん復元力が落ちていきます。その間に、ネットワーク全体が形を変え、新たな安定状態を見つけ出します。それは肥満や慢性病と呼ばれる、やっかいな状態ではありますが、おかげで全体のネットワークが一気に崩壊することなく、維持し続けることができます。

つまり、**静かに壊れることで、ネットワークが影響を吸収する猶予期間を与えるのが、臓器や細胞たちの「生き様」であり、「死に様」**です。人間は、これをより大きなネットワークの中で実現しなければならないのではないでしょうか?

唐突に思われるかもしれませんが、こうしたふるまいは、有名アーティストの引退のしかたにも重なって見えてきます。「アーティストとしての最期」を、どうまっとうするのかは、意外に難しいものですが、ときに、見事な引き際を見せる人たちがいます。

そうした人たちは、引退するずっと前から、「いついつまでに引退する」と、発表することがあります。なぜでしょうか？

それは、周囲に影響を吸収する猶予を与えるためでしょう。もし、いきなりやめた場合、ファンにしてみれば、「やめるとわかっていれば、最後に一度くらいライブに行きたかった」と思い、悲しみが増してしまいます。また、一人のアーティストの周りには、たくさんのスタッフがおり、彼らの生計を支えている立場でもあります。再就職先を探す時間も与えてあげなければなりません。感情的にも、社会的にも、準備する猶予が必要なのです。

長い間、膨大な数のファンやスタッフたちの密接なネットワークに囲まれてきたからこそ、自らの最後のふるまい方を考え続け、答えを導き出しているのだと思います。

一つの時代を終わらせるほどの影響力がある人たちは、深い考えがあって行動しています。その心持ちは、多くの人の胸に響いています。

私たちは、これと同じことを人生からの引退で、目指さなければならないのかもしれません。ただし、この引退の場合は、「いついつに引退する」とは決められませんし、決めてはいけないものですから、ずっと難しい課題だと言えます。

しかし、それを実現してみせる人もいます。

「人体」シリーズの第7集、まさに「健康長寿」の回に出演していただいた樹《き》木《き》希《き》林《りん》さんは、放送の半年後にお亡くなりになりましたが、その「逝き方」は、多くの人に感銘を与えるものでした。**なぜ多くの人が樹木さんに心惹《ひ》かれたのか、その理由にも、通じるものがあると感じます。**

ネットワークの中で生きている人間にとって、自分が死んだときの影響をいかに減らすか、いかに周囲の人に納得してもらって死ぬかは、とても大事なことです。

そのためには、まず自分自身が納得できるまで生きねばなりません。そして、それを周囲に伝えて、納得してもらう必要があります。自分をとりまくネットワークに、準備する期間を与えるのです。そうすれば、周囲のネットワークはあなたへの依存度を下げ、あなたがいなくなったときの悪影響が小さくなる方向へ形を変えていくでしょう。

こうした一連の行程に必要となる時間は、個人個人、状況に応じてまったく違うはずです。大切なのは、それを決して外部から急《せ》かしたり、押し止《とど》めたりしてはならないということです。

目指すべきは、「ピンピンソロリ」

もともと「ピンピンコロリ」という表現は、突然死を目指しているわけではないと思います。意識的にせよ、無意識的にせよ、ここで述べたような人生の最後のプロセスを含んでいるのでしょう。

だとすれば、誤解を避けるために、少し言い方を変えた方が良いかもしれません。ピンピンと生きて、ネットワークから「ソロリ」といなくなる。「ピンピンソロリ」とでも表現する方が、よりぴったり来るのではないでしょうか？　これこそ、いわゆる「かっこいい死に方」、一つの人生を完成させる逝き方なのだと思います。

ただし、現実はそううまくいかないことを忘れてはなりません。人の死には、自分の力ではどうにもならないことが多すぎます。ですから、誰もが「かっこよく死ぬ」必要があるわけではなく、当然、それができなかったからといって、何ひとつ非難されるいわれはありません。

ただ、理想を明確に思い描くことは、いま生きている私たちが何をするべきか、道を照らす指針を与えてくれます。

また、多くの人たちが「なぜがんばっているのか」、その意味を再確認することもできます。実は、現在でも「ソロリ」とネットワークから抜けられるように、本人も周囲の人も、毎日がんばっているのです。

医療に関わる人たちが、ひたすら命を救い続ける理由、介護に携わる人たちが日々、支え続ける理由、何より、患者本人が、苦しくても病気と闘っている理由、それらはすべて

「ソロリ」を実現する道筋にあることに気づくはずです。「まだ死にたくない」「まだ死んでほしくない」、その思いがある限り、命は救われなければなりません。そして、それを実現する努力は、自然の摂理にかない、尊い価値があることです。

「人間は長生きしていい」。これはシリーズの取材を通して最も強く感じたことです。このことをもう一度ここに記しておきたいと思います。

では、大切な人を失ったときに、私たちはどうするべきでしょうか？　悲しみは当然で、しかたありません。しかし、なるべく早く笑顔に戻り、気持ちよく送り出してあげることも大切でしょう。そのときこそ、「ソロリ」が完成し、故人の死を「かっこいい」ものにしてあげる総仕上げとなるはずだからです。

また、たとえ理不尽と思えるような突然の死に見舞われた場合であっても、周囲の人々が悲しみを乗り越え、故人との楽しかった思い出を語り合えるようになるならば、亡くなった方の人生を完成させてあげることはできるのかもしれません。

人の生死に関わる問題は、一人ひとりの価値観がありますから、ここで述べたことが万人の正解だと言うつもりは、まったくありません。科学の話を続けてきた本書の最終盤になって、このような話をしていることに、お叱りを受けるかもしれません。もし、そういったご批判があれば、真摯《しんし》に受け止めたいと思います。

それでもこの話をしてみたいと思ったのは、これらがすべて、ネットワークからつながる思考の先に現れた結果であり、そこにはなんらかの真実があると信じたからです。そしてこれは、「人体」シリーズの番組オープニングのナレーションで毎回、問いかけ続けた、「どうすれば、この命をまっとうできるのか?」という問いに対する、一つの答えでもあります。

ネットワークに思いを致すことで、たくさんの問いの答えが自然に導き出されていきます。これからも、ネットワークへの理解を深めていくことで、私たちは、どう生きるべきか、どう死ぬべきかといったことまでも、教えてもらうことができるかもしれません。

生命の本質は「つながっていること」にある

ネットワークの視点で、「死とは何なのか?」を考えてみると、生命の本質が見えてくる気がします。

私たちの体は、「引き戻す力」によって構成されるネットワークでした。では、死とは何か? それは、ネットワークが「つながりを失う」ことだと言えます。私たちは、ネットワークによって生み出される複雑な現象を「生命」と呼び、それがほどけることを「死」と呼んでいるのです。

死とは、消え去るわけではなく、「つながり」がほどけるだけです。ほどけた後、一つひとつの構成要素は、生態系や地球全体のより大きなネットワークの中へ静かに溶け込んでいきます。これらは、また別のものとつながって、新たなネットワークの構成要素になることもできます。一つの死で失われるのはつながりだけで、他には何も失われません。

ですから、私たちの生命が宿っているのは、ネットワークを構成している物質でも、構造でもなく、ネットワークのつながりの部分であることになります。

その証拠に、人体として全体のつながりが維持できなくなった場合には、一つひとつの臓器や細胞たちがまだ生きていたとしても、私たちは「人間としての死」と捉えます。臓器も、構成する細胞のネットワークが維持できなくなったとき、生きた臓器ではなくなります。そして、細胞たちも、内部にある物質のネットワークがつながらなくなったとき、死んだとされます。「生きている」「死んでいる」の定義は、ネットワークを単位にして行われるのです。

「生命の本質は、つながっていることにある」

この一文だけを読むと、宗教的な表現にすら見えますが、本書をここまで読み進めてきた皆さんには、これが間違いなく、科学の話の延長線上にあるとわかっていただけるのではないかと思っています。

そうだとしても、「はいはい、それで、その考え方は科学的に役に立つの？」と常に冷静になるのが科学の世界です。これもやはり、直接的に何かを導けるようなものではないかもしれませんが、頭の中を整理するのには役立ちます。また、生命倫理に関するいくつかの問題は、この視点を持つことで、より明瞭に見えてくる部分があると思います。

それにしても、つながりを研究していくことこそが、生命の本質を探ることだとすれば、私たちは新たな時代の始まりに立っていると改めて感じます。人体がネットワークであることに気づき、膨大なつながりを一つひとつ解き明かし始めた現代の科学は、ついに生命の本質に挑み始めていると言えるのです。

人体は神秘の巨大ネットワークである

人体のネットワークのつながりは、いま全体の何パーセントぐらいが解明されているのでしょうか？

つい最近まで「ゴミ箱」だと思われていたエクソソームが、別次元の情報伝達手段だったことがわかりました。実は、エクソソームと似ているけれど少し違う、細胞が出すカプセル状のものはいくつも存在しています。「マイクロベシクル」や「アポトーシス小体」と呼ばれるものです。これらも、情報伝達に使われていることがわかってきましたが、詳細が明らかになるのは、まだまだこれからです。

また、本書ではあまり触れられませんでしたが、「自律神経」のネットワークも、古典的な研究をはるかに超える、複雑な情報伝達の経路になっていることがわかってきています。こちらも研究が進められている真っ最中です。

そして、これから先に、もっと別次元の情報伝達手段が発見される可能性もまったく否定できません。なにしろ人体の中には、「ゴミ」と片付けられているものが、いまでも山ほどあるからです。

人体のネットワークの全容は、まったく見えていません。全体の70パーセントぐらいまでわかったのかもしれませんし、もしかすると、ほんの数パーセントなのかもしれません。いったい、どこまで広がり、どれほど複雑なネットワークなのか？　それすらも、謎に包まれています。

人体は、神秘の巨大ネットワークである。これはまぎれもない真実です。そして、その探究の歩みは、人類を根源的な問いの答えへ導くとともに、私たちに病を克服する手段を与え、健康長寿をもたらしてくれると信じます。

最後に、読者の皆さまの健康長寿を心からお祈りし、本書の締めくくりとしたいと思います。

謝辞

本書は、番組の取材過程でお会いした、世界中の科学者との対話の結実です。第一線で活躍する膨大な数の方々が貴重な時間を割いてくれました。最終的に番組に入った要素は、そのうちのほんのわずかでしたが、お話ししたことは「人体」シリーズの精神的な土台となり、本書につながりました。ここに深く感謝の意を表します。

今回、一介のテレビディレクターが述べるべき領分を超えて、踏み込んでいった部分がいくつかあります。ためらいはありましたが、それが責任だと感じていました。科学者は、自らの研究の範囲を超えて語ることを潔しとしない人が多いのですが、人体に対して、あるいは、生命に対して、それぞれの思いがあるように感じます。普通なら形にはならない何かを形にし、世に伝えることに挑みました。1冊の書籍に詰め込んだため、言葉足らずになったところが多くありますが、読者の皆さまの受け止める力を信じ、送り出したいと思います。

番組に関わったすべてのスタッフに、ここで改めて感謝します。ディレクターの安元文章さん、東島由幸さん、古川千尋さん、小泉世里子さん、福原暢介さん、大島隆之さん、矢島ゆき子さん、宮脇壮行さん、皆さんが番組のために取材した内容を本書にも活用させていただきました。リサーチ、コーディネートを担当した、上出麻由さん、小西彩絵子さん、早崎宏治さん、相川はづきさん、りえココさん、溝口尚美さん、福原顕志さん、坂元志歩さん、皆さんの圧倒的なリサーチ力が、番組と本書を支えています。そして、今回の「人体」シリーズを統括し、本書の執筆を勧めてくれた浅井健博プロデューサーには、わがままで不遜な部下を大きな度量で受け入れ、常に先を照らす指針を示し導いてもらったことを心から感謝します。

最後に、長かった番組制作に続いて、執筆の期間までを与えてくれた、妻のまり子と息子の仁に、改めてありがとうの言葉をかけたいと思います。

NHK科学・環境番組部 ディレクター　丸山優二

おわりに

NHK大型企画開発センター　チーフ・プロデューサー　浅井健博

NHKスペシャル・シリーズ「人体」は、視聴者の皆さまから大きな反響をいただき、2019年度には、再びタモリさんと山中伸弥さんを司会にお迎えして、第2弾「遺伝子」（全2回）を放送する予定です。「あのころ」を思えば、番組のフォーマットも、スタッフワークも整い、放送に向けて整然と制作作業は進行しています。

「あのころ」とは、シリーズに関わるスタッフが、本書の筆者である丸山優二ディレクターと私の二人だけだった2015年ごろのこと。どのような番組にしていくか、見当も付かない中で、シリーズの企画を必死に練っていたのを思い出します。

私たちの体の中に潜む神秘の世界を圧倒的なスケールで描きたい――。しっかりと最先端研究を取材し、医学の潮流を捉えたい――。そして、少しでも、未来の医学や医療の役に立てるような番組を目指したい――。

そんな思いを募らせながら、番組の制作を進めていきました。そして徐々に制作スタッフの数は増え、皆さまの元へ番組を伝えるに至りました。

しかし、流れては過ぎていくテレビというメディアの特性ゆえに、伝えきれなかった部分があったと、私は感じていました。8本の番組の連関性、研究者の方々の思い、私たちが制作の過程で感じていたこと……。

そこで、シリーズを立ち上げた丸山ディレクターに「何を感じ、何を面白がりながら番組を制作してきたのか、思いの丈を活字でも発信してみてはどうか?」と打診したのです。

本書は、私の想像をはるかに超えた、ワクワク感満載の科学ルポルタージュとなっています。番組でお伝えした「ネットワークとして人体を捉え直す」というコンセプト。その意味をわかりやすく丁寧にひもとき、まさに、8本シリーズを1冊の書籍で俯瞰するからこそたどり着ける境地へと誘ってくれます。

健康とは、ネットワークのバランスが保たれている状態であるということ。そして私たちの体は、常に体内のウイークポイントを補完しつつバランスを保とうとしてくれているのだということに、深い納得が得られるはずです。

これまで、医学は進歩し続け、多くの命を救い、長寿を実現してきました。でももうひと息、治りきらない病を克服していくために、この「ネットワークとしての人体」というコンセプトを軸に据えることは、極めて重要だと改めて感じるのです。

さらに、テレビのディレクター特有の詳細な描写が、まるで研究現場の興奮を追体験するような感覚を味わわせてくれます。

たとえば、国立循環器病研究センターの寒川賢治さんが、メッセージ物質の代表例であるANPを発見する瞬間。その発見を受けて、野尻崇さんが改めて基礎科学を学び直し、血管の「ささくれ」にも意味があると気づくストーリー。あるいは、東北大学の寺崎哲也さんが、血液脳関門の神秘的とも言える仕組みを解明していく物語。研究者の弛《たゆ》みない探究心が、人体に潜む神秘の世界の扉をこじ開け、長い年月をかけて新たな人体観を打ち立てていく。そのことの尊さを、垣間見ることができます。

それにしても、人体に潜むネットワークは、知れば知るほど不思議なことばかりです。本書では、体の中のネットワークのことを、固定電話ではなくインターネットであるとたとえています。ある臓器がメッセージをつぶやくと、他の臓器や細胞はそれに呼応して、驚くほど〝前向き〟に協調し始めます。いったいどのようにして、これほどまでに精緻で、協力的な情報ネットワークが形作られてきたのでしょうか？

およそ40兆個の細胞でできているヒトは、自分の脳であれやこれやと考えて不思議がってはみますが、細胞からしてみれば、生命の誕生以来、営々と研ぎ澄ましてきた「正しいルール」に則《のっと》って、体をコントロールしているに過ぎないのでしょう。

5年後、10年後に、どんな研究が実を結んでいるのか？　これからも、最先端の医学から目を離すことができません。

NHKスペシャル・シリーズ「人体 神秘の巨大ネットワーク」
（2017年9月30日～2018年3月25日／全8回）

ディレクター

プロローグ「神秘の巨大ネットワーク」丸山優二、安元文章、東島由幸

第1集　「“腎臓”が寿命を決める」丸山優二

第2集　「驚きのパワー！ “脂肪と筋肉”が命を守る」古川千尋

第3集　「“骨”が出す！ 最高の若返り物質」小泉世里子

第4集　「万病撃退！ “腸”が免疫の鍵だった」安元文章、福原暢介

第5集　「“脳”すごいぞ！ ひらめきと記憶の正体」大島隆之

第6集　「“生命誕生”見えた！ 母と子 ミクロの会話」丸山優二、矢島ゆき子

第7集　「“健康長寿”究極の挑戦」宮脇壮行

制作統括

浅井健博、井上智広、阿久津哲雄、鈴木伸元、
田中孔一、井手真也、堤田健一郎

校閲　酒井清一
図版作成　(株)ウエイド
DTP　佐藤裕久

丸山優二　まるやま・ゆうじ
2003年、NHK入局。科学・環境番組部ディレクターとして、
科学・自然・医療などをテーマに多くの番組を制作。
主な担当番組にNHKスペシャル
「新島誕生 西之島〜大地創成の謎に迫る〜」「腸内フローラ 解明！
驚異の細菌パワー」「人体 神秘の巨大ネットワーク」など。
共著に『腸内フローラ10の真実』
（NHKスペシャル取材班著、主婦と生活社）。

NHKスペシャル「人体」取材班
タモリと山中伸弥（京都大学iPS細胞研究所所長）を司会に迎え、
最先端の生命科学の現場を世界各地で徹底取材し、
NHKスペシャル「人体 神秘の巨大ネットワーク」を制作
（2017年9月〜 2018年3月放送）。
人体の驚くべき姿に迫り、大きな反響を呼んだ。

NHK出版新書 587

人体 神秘の巨大ネットワーク
臓器たちは語り合う

2019年5月10日　第1刷発行
2020年4月 5 日　第3刷発行

著者　丸山優二 NHKスペシャル「人体」取材班

発行者　森永公紀

発行所　NHK出版
〒150-8081 東京都渋谷区宇田川町41-1
電話 (0570) 002-247 (編集) (0570) 000-321 (注文)
http://www.nhk-book.co.jp (ホームページ)
振替 00110-1-49701

ブックデザイン　albireo

印刷　壮光舎印刷・近代美術

製本　二葉製本

Printed in Japan ISBN978-4-14-088587-1 C0247